让宝宝0秒入睡，
一夜到天亮

打开
宝宝
睡眠开关

［日］小林麻利子 著
kobayashi mariko

柴晶美 译

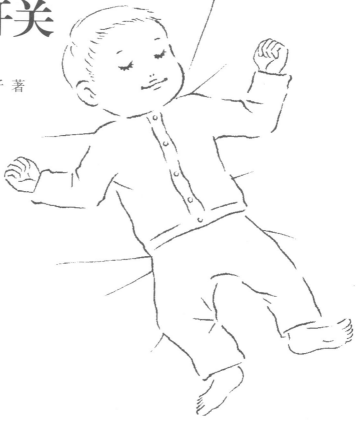

中国纺织出版社有限公司

妈妈们
不那么努力也可以！

陪睡0秒入睡
并减少夜啼

小林式

6 RULES

6　个　准　则

稍微 困了……的 信号

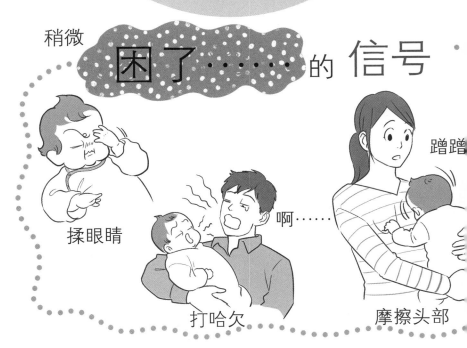

揉眼睛

打哈欠

啊……

蹭蹭

摩擦头部

⏻ 准则 1

出现"稍微困了"的信号时，立刻哄孩子入睡

请在"稍微困了"的时候督促孩子睡觉。新生儿只能清醒几十分钟，3 月龄左右时也只能清醒 1.5 小时左右。揉眼睛，打哈欠，将头部摩擦地面或妈妈的肩部等——这些动作如果再加上手部变热，那就说明是困了。这代表熟睡开关已经处于打开的状态。尤其是 1 岁以下的婴儿，基本是因为困了才有这些动作。如果困意达到极限，反而会睡不着了。所以此时要立刻哄孩子入睡。

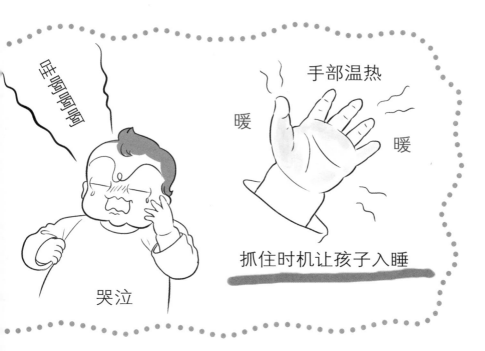

哇啊啊啊

暖　手部温热　暖

抓住时机让孩子入睡

哭泣

洗澡后马上哄孩子入睡

快睡觉！

洗澡使孩子进入『困得不行了……』的状态——这是打开熟睡开关的最有效的方法。请不要错过入睡的黄金时机。据研究表明，洗澡使体温升高后，体内深处体温快速下降时是入睡的最佳时机，并且可以延长睡眠的持续时间。从洗澡到入睡的时间间隔太长的话，不仅睡觉时容易醒，如果手脚不保持温暖，入睡也会变得困难。

洗澡后需要哺乳时，
要注意保暖。
不需要哺乳时，
迅速哄孩子入睡。

黄金
入睡时机

洗澡后，体温快速下降时是
入睡的最佳时机！

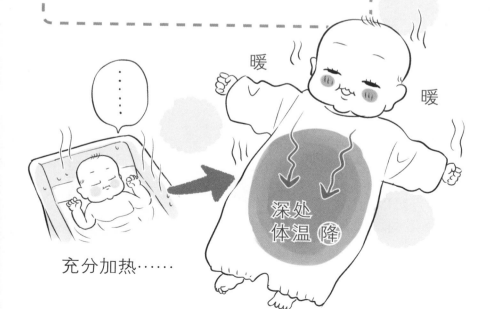

暖　　暖

深处
体温 降

充分加热……

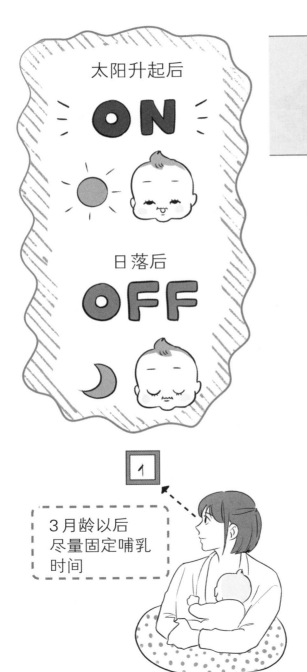

太阳升起后
ON

日落后
OFF

3月龄以后
尽量固定哺乳
时间

1

定时哺乳

如果想要顺利切换熟睡开关，其捷径是要明确区分昼夜。因此最重要的是对生物钟的调控。通过固定3月龄以上婴儿的哺乳时间，婴儿会在睡觉与睡醒之间形成规律，生物钟也会变得更加规律。开始添加辅食后，特别需要注意的是，要定时吃晚餐。如果晚餐不定时，可能会导致睡醒和入睡困难。

调控
生物钟！

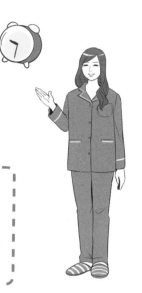

吃饭的时间要固定，
特别需要注意晚餐的时间。

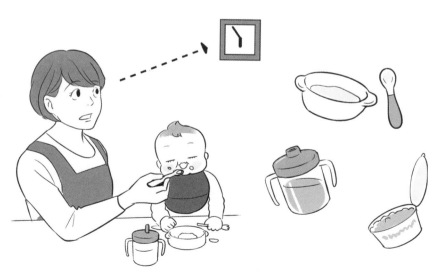

早晨不要叫醒孩子 不要勉强孩子睡午觉

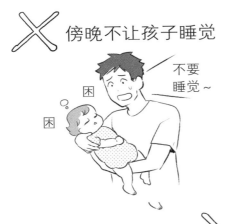

傍晚不让孩子睡觉

不要睡觉~

困 困

午睡时间强行让孩子睡觉

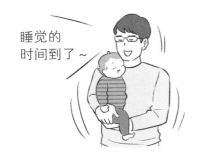

睡觉的时间到了~

民间流传一些听起来似乎有道理的入睡法则，但是有一些方法是毫无益处的，从而导致生物钟紊乱，促使夜啼等发生。①早晨叫醒孩子；②午睡时间就要午睡；③为了不影响晚上睡觉，傍晚不让孩子睡觉或提前叫醒；④22点左右为了哺乳而叫醒——这四种情况一定要杜绝。午睡的时间和时长完全可以交给孩子自己把握。越是想要控制，越会导致入睡困难和夜啼，只会增加妈妈的负担。

哄孩子入睡 错误场景

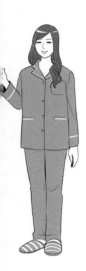

✕　早晨叫醒孩子

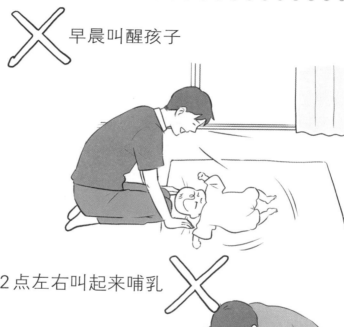

22点左右叫起来哺乳　✕

要喝奶啦~

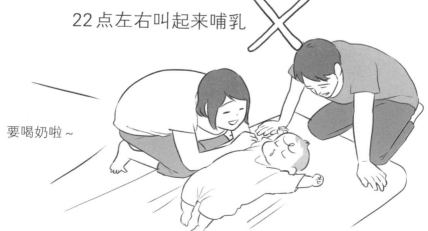

9

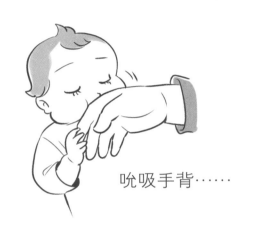

吮吸手背……

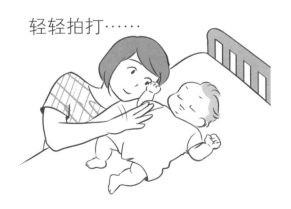

轻轻拍打……

养成在床上睡觉的习惯

『抱着入睡后放到床上又嚎啕大哭』——这是非常常见的情况。因此，干脆将孩子直接放在床上睡觉，不要养成抱着入睡的习惯。比起妈妈的怀抱，睡床可以伸展手脚，睡得更香。妊娠中的妈妈可以提前准备婴儿床，做好生产后就能使用的准备。新生儿的妈妈，首先掌握RULE1的方法，从抱着睡觉逐渐过渡到在床上睡觉。最迟也要在能够感知孩子体重负累的4月龄前就开始进行尝试。

挑战睡床！

在床上睡觉可以伸展胳膊和腿，
教导孩子床是最佳的休息场所。
开始教导时要选择孩子比较顺
心的时刻。

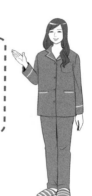

轻柔抚触脸颊和身体……

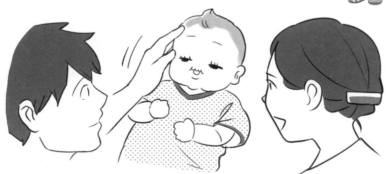

找一找可以引导孩子
入睡的方法！

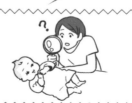

每天添加2次辅食后，睡觉前不要喂食母乳或奶粉

如果通过哺乳或喂奶粉的方式哄孩子入睡……

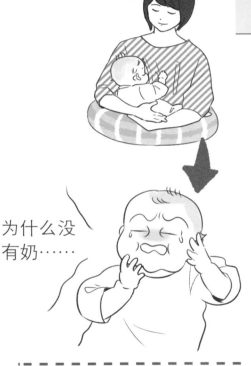

为什么没有奶……

请教会孩子即使没有母乳也可以好好睡觉。

添加辅食步入正轨后，睡觉前不要喂食任何母乳或奶粉，请开始换成喂水。研究表明，睡觉前摄取水分可以提高睡眠质量。即使不喝母乳或奶粉，生物钟规律的话也可以睡到清晨，不喂母乳或奶粉的原因是为了杜绝夜啼。婴儿从半睡半醒状态开始，直到睡前都感受不到喂奶这种眼前的幸福场景，所以可能会感到恐慌而哭泣。

睡前的奶粉
换成水

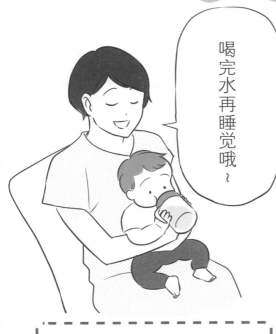

喝完水再睡觉哦~

睡前摄取水分
可以提高睡眠质量！

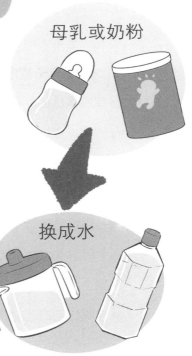

母乳或奶粉

换成水

⏻ 寻求简单、无须过度努力的方法

　　我的工作是在生活习惯改善沙龙"Flura"指导跨度从婴儿到老年人的人群如何改善他们的生活习惯。在我的课堂上，**苦于孩子夜啼和无故哭闹的妈妈们络绎不绝**。这自然是理所当然的，据2019年*Women's Park*对有孩子的妈妈们进行的调查结果显示，"晚上，怎么哄孩子睡觉都不睡"占48%，"夜啼好几次"大约占40.1%，"夜间已经睡了却又起来开始玩"占14.7%。

　　这就是为什么以"辅助育儿"为主题的书籍或地方发行的手册如此之多。但是事实上，当你翻开这些书时，反而会见到一些妨碍婴儿熟睡的方法。我都会担心"这样不仅不能减少妈妈们的苦恼，反而有可能使她们的苦恼加倍。"

　　刚出生的婴儿，并不知道什么是舒适的睡眠。婴儿内心会经历"好像有点儿累了……眼皮自然下垂合上了……怎么办……怎么办才好？哇——"的过程而哭泣。对于这样的婴儿，需要教会他"睡觉是生命中非常重要的事情，也是非常舒服的事情。"

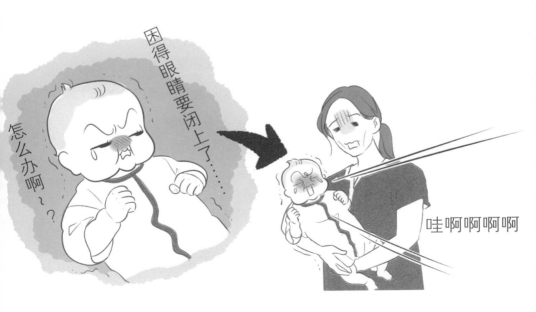

困得眼睛要闭上了……

怎么办啊～？

哇啊啊啊啊

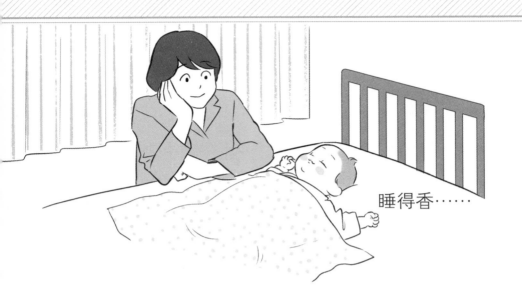

睡得香……

所以，**培养孩子拥有与"我已经困得想睡觉了"的身体相一致的节奏感就可以了。**对于夜间起来好几次并哭闹的情况，**引导孩子形成1个人也可以安心睡觉的习惯。**如果习惯夜间睡醒并开始玩耍，**培养半夜不醒的身体和营造适宜睡眠的环境就可以了。**这样一来，婴儿的熟睡开关会自然打开，从此妈妈们可以从孩子夜啼、入睡难和不睡觉中解脱出来。

没有比睡眠再舒适的事情了。睡觉并不需要努力。妈妈也是，不用努力哄孩子睡觉。马马虎虎就可以了。

　　我也是一个马马虎虎的妈妈，最不喜欢麻烦的事情。我并没有尽力，而是提高了效率，**从而发现哄孩子睡觉是一件非必要的事情。**最后的最后，还发现无论是孩子、妈妈还是孕妇，打开熟睡开关的方式都是一样的。**虽然本书是以婴儿的睡眠为主题而展开的话题，其中也涉及妈妈的睡眠对策。**阅读本书你就会发现，不用拼命努力，像我一样做一个马马虎虎的妈妈，也可以愉快地照顾孩子。

　　本书介绍的方法，并不是父母为了"让自己开心"而控制孩子。**只是让婴儿原本就有但未健全的生物钟变得规律而已。**并不需要过度思考，只需遵守规定好的法则，就能出乎意料的让孩子熟睡，孩子和妈妈都会一起变得快乐起来。

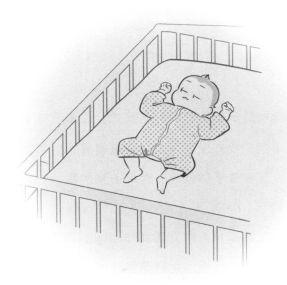

重要的是，打开熟睡开关后，不要强行关闭。幼小的婴儿还不会因为困倦就让自己睡觉。所以需要调整好卧室周围的环境，打开婴儿的熟睡开关。

另外，婴儿在妈妈肚子里其实是就知道昼夜的。在胎儿时生物钟就形成了。但这种生物钟是相对微弱的，妈妈只需注意不要因为自己的原因而打乱了孩子原有的生物钟……

但是，这并不是所谓的"意念训练"。也并不是通过让婴儿哭泣而形成记忆的斯巴达式严格教育，更不是睡眠时间的管理。

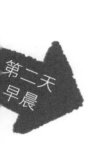

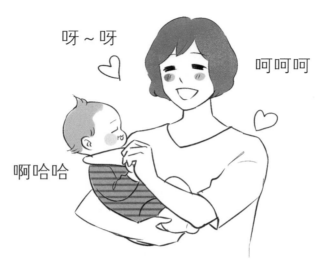

呀～呀

呵呵呵

啊哈哈

　　一切都是为了让妈妈和孩子能幸福地度过每一天，将重要的事情逐一传授给孩子。开始实践后，"陪睡0秒入睡并减少夜啼的6个准则"也会顺其自然地遵守了。

　　不要勉强，在能力范围内慢慢开始做，不需要太过努力。但是需要克制的地方还是需要稍微努力一点才会进步。真心祝愿大家都能与身边的孩子度过开心快乐的每一天。

睡眠与洗澡专家　小林麻利子

目 录
CONTENTS

说明

第1章

打开婴儿的熟睡开关

工作人员

设计　田森千秋（Q.design）
插图　东山容子、栗生荣子
编辑　名和裕寿、原光（SDM）

第2章

不要强行关掉婴儿的熟睡开关

出院后母子分卧室有助于提高妈妈和婴儿的睡眠质量（不能准备婴儿房也没关系） ·········76

续篇

能拥有熟睡婴儿的孕妇安眠习惯

第 1 章

打开婴儿的熟睡开关

⏻

婴儿自己不能好好睡觉是理所当然的。

我也思考过很多次"困的话闭上眼睛睡觉就可以了呀",然而,婴儿虽然困倦但是不知道该如何睡觉,所以会通过哭泣告诉家长"我困了"。

如果家长能把握好这样的信号,但有抱起孩子哄其入睡的习惯,那么请继续使用这种方法。通过这种方式教会孩子闭上眼睛,缓慢呼吸进入睡眠的过程。如果这时有一些家长认为"孩子是不是不开心了"而努力用发声玩具逗他或打开DVD影像给他看,那么熟睡开关就很难被打开。

重要的是,当你认为"嗯……孩子是不是有点困了?"时,应该营造出适宜睡觉的环境让孩子睡觉。即使是我们成年人,想睡觉却睡不了或者在不应该睡觉的地方努力克制不睡时,同样也会感到心烦吧?

婴儿也是一样,最开始是感觉"好像有点困"的程度,持续一段想睡睡不着的阶段后,就会认为"我很困但是睡不着!!"而放声大哭。

接下来就给大家按照顺序介绍打开熟睡开关的方法。

出现"稍微困了"的信号时，立刻哄孩子入睡

孩子出生后并不知道"困倦时，闭上眼睛就可以休息"这件事。请让孩子在你认为"嗯…孩子是不是有点困了？"的时候睡觉吧。原因在后面会进行介绍，但是千万不要在孩子困到极点的时候再让他睡觉。

成年人有困意时，眼皮也会逐渐下垂，大脑变得迟钝，哈欠不断，手脚也会变热。然后"唰"一下躺在床上就会感觉很舒服吧。但是，如果因各种原因妨碍了你睡觉，是不是也会感到烦躁呢？婴儿也是同样的道理，当婴儿感到"朦朦胧胧，好像开始变得迷迷糊糊了"的时候入睡就会感觉非常舒适，但是如果一直持续这种状态不睡，他会认为"明明想睡觉却睡不着！"进而脾气变得暴躁。如果婴儿脾气变得暴躁，那么即使抱在怀中做轻摇，唱催眠曲等任何事情都不能痛快地让孩子入睡。

我也疑问过很多次，"为什么这点事都做不了！？"，只要把

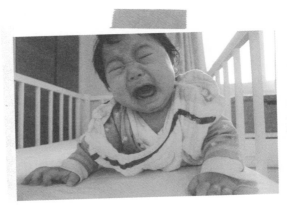

明明想睡觉却睡不着！

眼睛闭上缓慢呼吸就能睡觉啊。

为了让孩子知道睡觉是一件舒服的事情，首先，妈妈要知道在孩子"稍微困了"的时候发出来的信号。即使刚生产时并不是很了解，可以从住院期间就开始仔细观察了。 这种信号就像在第3页介绍的内容，不同孩子有不同的表现。不断地进行实践，观察孩子在什么样的时机可以入睡。最开始可以用抱在怀中轻摇的方法就可以。习惯以后，慢慢让孩子睡在床上。

妈妈通过接收孩子的困倦信号，让孩子体验到最好的入睡和起床方式，从而孩子就能理解"困倦时闭眼睛放松就可以了"。最后的结果是，洗澡后也会自行入睡，即使深夜睡醒也会用自己的意志再次入睡。

从睡醒的时间预测想要睡觉的时间

出生不久的婴儿，大部分时间都在睡觉，可以说大部分婴儿都有一边喝奶一边睡觉的习惯，为了让孩子养成喝奶·睡觉有规律的习惯，需要不断揉搓脚尖或者耳朵叫醒他。出院后不久睡醒的时间逐渐增加至30分钟、40分钟、60分钟、90分钟。

但是，睡觉的婴儿好不容易醒来时，哺乳后，刚想要"和孩子玩耍一会儿"，孩子就发出要睡觉的信号的情况也很常见。因此会震惊"睡醒才10分钟又睡了…"。

妈妈在习惯孩子的睡觉规律之前，为了全面掌握孩子的睡眠习惯，最好把睡醒的时间记录在笔记本中或手机备忘录中。"从睡醒到90分钟后大概是这个时间段，有可能这个时间会出现入睡信号"在心里有这样的意识之后，孩子出现"有点困了…"的信号时就容易被发现，不需要大费周折就能让孩子入睡。

\ 熟睡关键 /

有些婴儿大哭以后，吮吸妈妈的手指就会睡着。很多孩子触摸唇边能让他感到安心。

如果仍然见不到第3页和第26页介绍的信号，到了那个时间段就可以开始准备哄孩子入睡了。

这样一来，类似你认为"没玩够？"或者继续给孩子看童话书等这种误解就不存在了。对于婴儿来说，"虽然困但开心"这种状态是引发哭闹的常见原因。超出"有点困了…"这个阶段变成"明明想睡觉但睡不着"时，再怎么努力也很难让孩子入睡。

出于想要培养出"聪明伶俐的孩子"的父母心，很多家长都想教孩子颜色和物品的名字，让孩子运动，给孩子唱歌等，给予各种各样的刺激。但是，有研究表明，重视白天和晚上的睡眠的孩子，他的记忆力和认知力更高。有学习能力的调查结果显示，睡觉时间早，取得充分睡眠的孩子学习成绩更高。

调查结果还显示，睡眠不足会导致婴幼儿的生长缓慢、情绪不稳定、易感冒等。学业很重要，但是，婴幼儿这个时期睡眠更重要。

成功在床上哄睡后，意味着可以进入一个新阶段了。下次尝试白天也放在床上睡觉。如果尝试几次都要花费30分钟以上，说明现在还不是时候。继续养成打开熟睡开关的习惯后，再进行尝试。

从"抱着睡觉"过渡到"睡床"的步骤

如果你是孕妇，孩子出生后应该立即教导孩子"在床上睡觉很舒服"。哺乳或喂奶粉后，把孩子放到床上，手可以放在孩子的肚子上面。

如果你是未满1岁的婴儿的妈妈，哄孩子入睡的方式从抱在怀中左右轻摇，突然挑战到睡床会有些困难。最开始抱着入睡就可以，请在孩子发出"稍微有点困了"的信号时让孩子睡觉（详情参照第26页）。通过洗澡调节体温（详情参照第34页），哺乳·添加辅食的时间要固定（详情参照第48～56页），调整好熟睡开关后，尝试从4月龄开始，或者尽可能更早就开始尝试让孩子在床上睡觉。

即使孩子被放在床上后哭闹，也不必惊慌。轻轻拍打孩子的身体或者用纱布触碰孩子的脸颊或者在耳边说"嘘"等，还可以让孩子侧身或者让孩子吮吸妈妈的手背，让孩子感到安心。如果这样仍然哭闹，先抱起来稳定情绪后再放到床上睡觉。

最初应该选择成功率最高的方法，洗澡后的时间段进行尝试。 最开始有可能会进行反抗，但是没有必要觉得"抱歉"。"睡床会更舒服！妈妈在教你怎样才舒服！！"要以这样的心态面对。

养成在床上睡觉的习惯后挑战"0秒入睡"！

如果已经养成困了就在床上睡觉的习惯，挑战就会进行的很顺利吧。

1 深夜哺乳后尝试"一个人睡觉"

深夜哺乳后，如果心情好的话就让孩子躺在床上，说"晚安，小宝贝"然后离开卧室。抱着"一个人睡的话很幸运"这样的心情来挑战吧。如果不行的话就是"时间还早"。孩子哭时不要置之不理。

晚安

2 晚上哄孩子入睡的时候也要确认能不能一个人睡

抱着"可能会，也可能不会"的轻松心态挑战吧。请在1天添加2次辅食的习惯稳定后进行尝试。洗澡后，让孩子喝水能提高睡眠质量，然后说"晚安"离开卧室。这时妈妈和孩子不在同房间睡觉的成功率会更高。

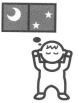

3 午觉也让孩子一个人睡

学会2的方法后，中午睡觉之前也让他喝水，尝试让他一个人睡觉吧。告诉他"现在开始睡午觉吧"，然后离开卧室。如果哭闹的话，请抱着孩子告诉他"没关系"，然后再另选他日进行挑战。

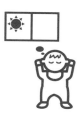

夜间的照明要与外界的光照相匹配。冬天17点左右天就开始黑了。这对身体分泌促进睡眠的激素褪黑素也很重要。

大概设定起床和睡觉时间

可以控制婴儿作息习惯的只有父母。入睡困难、多次睡醒哭泣和白天情绪较差的婴儿，通常是因为睡觉的总时长较短，或者说是生物钟紊乱造成的。

较适宜的起床时间是7点左右，然后睡觉时间基本上是在19点左右，也可以在20点左右，开始添加辅食后最晚也要在20点30分左右让孩子睡觉。相比这种硬性规定，更重要的是为了不让孩子的生物钟紊乱，**大可不必一定要在规定的时间点叫醒孩子。睡醒前就拉开窗帘等行为也会造成婴儿生物钟紊乱**。总而言之，这个时间的规定仅供参考。

婴儿的睡眠时间，除却为了哺乳而叫醒的时间外，每天共计大约10小时就够了。大概决定起床和睡觉时间之后，自然就能决定在这前后的时间段的活动，调整节奏也变得更为容易。

熟睡关键

如果孩子早上很早就把你叫醒令你感觉疲惫，为了在被叫醒之前能够自然地起床，调整一下妈妈的就寝时间吧。不管是大人还是小孩，被人叫醒后起床的状态都会变差。

另外，根据季节不同，起床·就寝时间会自然地发生改变。

夏天日出早、日落晚，冬天日出晚、日落早。人类的身体也会随季节变化而变化，冬天睡眠时间较长，夏天睡眠时间较短。夏天时孩子有可能在6点半之前就睡醒了，晚上19点因为天还没黑所以无法入睡等。

比日出时间提前1小时起床就可以判定为夜间睡醒。使房间像深夜一样保持漆黑，让孩子继续睡觉。在东方的天空开始明亮时睡醒，可以判定为早晨的清醒，可以照常进行日常起床后的活动了。

"根本做不到那么早就哄孩子睡觉！"相信会有这么说的家长吧。我想还会有人说"规定时间睡觉很困难"吧。

但是，**如果孩子能早点入睡，妈妈在孩子睡觉后就能充分享受自己的自由时间。**既可以阅读自己喜欢的书，还可以充实自己的兴趣爱好。

我们的暗语是"妈妈也是能力有限的"——请养成这样的习惯吧。

如果是成年人，通过泡澡提高深部体温，再让体温下降，需要一段时间，所以不论季节（前提是室温是舒适的温度）大约在就寝前1小时洗澡就可以了。和孩子一起洗澡的话，睡觉之前自己再泡一次热水澡，使血管扩张，促进散热会更有助于散热。

睡前洗澡是"黄金入睡时机"！

大概明确就寝时间后，就能倒推计算出洗澡的时间。

对于婴儿来说，基本的洗澡时间是睡觉前。这是利用"深部体温"迅速下降，可以延长深睡眠时间的原理。深部体温是指大脑及内脏等身体中心部位的温度。由于睡前洗澡可以促进身体表面的血液流动，血流加快身体的热量就容易流失，深部体温也会充分降低。这样一来，清醒度会下降，自然就会出现困意。

不论大人还是婴儿，深部体温迅速下降时是进入睡眠的最佳时机。但是，**洗澡后妈妈需要吹干头发而让孩子等待，或者让孩子继续在客厅玩耍或者给孩子读了好几本画册等，洗澡到就寝时间间隔过长就会错失了黄金睡眠的时机。**因此，有必要在洗澡后尽早让孩子休息。尤其是洗澡后不需要哺乳时，更需要迅速让孩子睡觉。

让深部体温像过山车一样下降！

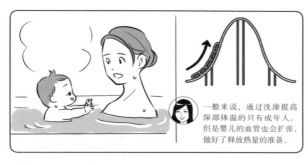

一般来说，通过洗澡提高深部体温的只有成年人，但是婴儿的血管也会扩张，做好了释放热量的准备。

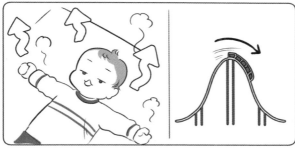

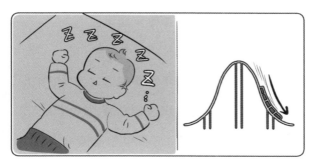

家长与其用读画册、唱歌等各种方式哄孩子入睡，还不如让孩子的身体和大脑自然进入"困得不行"的状态，这一点非常重要。

\ 熟睡关键 /

把深部体温比作过山车的话，乘坐的车会不断地向山顶上升，到达山顶后会逐渐加速下降。这个逐渐开始加速的过程，也就是在体温逐渐下降的时候入睡，睡眠就会变深、变长。

洗澡时的要点是温度和亮度

　　首先将洗澡后需要用到的换洗衣服、尿不湿、身体乳等准备好放在婴儿床上。需要用吹风机吹干头发时，把这些备品全部放置在更衣室。为了保持体温，尽可能缩短头发潮湿的时间。另外，为了养成"床=睡觉"的条件反射，也就意味着在床上除了睡觉以外不要做其他的活动。如果能用吸管吸水的话，准备好水，洗澡后立即喝水也是要点。**睡前饮水有助于睡眠，提高睡眠质量。**

　　除了夏天都不用排风扇，一切外风都不要吹入浴室。风吹到湿润的肌肤容易变冷。如果这样，就不能促进血液流通，从而降低深部体温。当然，如果家里的装修构造不打开排风扇会温度过高的话，那就另当别论了。

　　冬天，需要提前预热好浴室和更衣室。温暖更衣室是为了擦拭

\ 熟睡关键 /

2014年日本九州大学的研究表明，婴儿受到夜晚光线的影响是大人的近2倍。虽然外面是日落的时候，但如果在自己家里却有非自然的光源，会给晚上的睡眠带来不好的影响。

身体换衣服时不会着凉。将温暖一直保持到睡前，深部体温会充分下降促进睡眠。

如果浴室没有空调时，用花洒在婴儿浴缸里放热水，用蒸汽充分加热。更衣室如果有加热器就更便利了。

洗澡时，要关掉浴室的照明。用更衣室的余光即可。洗澡结束离开浴室后，要关掉更衣室的照明，打开浴室的照明，用余光穿衣服或者吹干头发。因为浴室的灯光对于婴儿来说过于明亮。

尤其要说明的是浴室的灯光，因为棚顶较低，光射的刺激较强。如果调暗灯光比较困难，至少要使用黄色系的照明灯。美国的一项研究显示，白色照明的色温较高，抑制睡眠激素的的分泌。洗澡后婴儿房的照明也不要打开，用走廊的余光让孩子睡觉就可以了。

用水温计测量的38～39℃的温水泡热水澡5～10分钟，打开熟睡开关的准备就做好了。迅速做好入睡准备，然后将婴儿带到床上睡觉。

妈妈要穿衣服给婴儿洗澡，持续到无须再哄孩子睡觉

需要准备一个婴儿浴盆，一直用到无须再哄孩子睡觉。虽然每个孩子生长发育的情况不同，但也基本能用到1岁左右。有的人会用水槽或者洗面台给孩子洗澡，但是卫生令人担忧。如果每天都给孩子做清洁的话还可以，但是有孩子的妈妈都很忙碌，恐怕是做不到吧。

婴儿浴缸的材质选择上，硬的塑料材质也不错，但是我更推荐比较软的材质的浴缸，因为婴儿的颈部尚未发育成熟。要注意水温容易下降，所以要时刻确认温度。

在更衣室给孩子脱掉衣服，然后抱进浴室。这时妈妈需要穿着衣服，将袖口裤腿挽起来，再给孩子洗澡。如果妈妈也一起洗澡的话，还要擦拭身体、护肤、吹干头发等，**就会错过宝宝体温迅速下降的"睡眠黄金时间"。**

和孩子分开洗澡会不会和婴儿的肌肤接触不足呢…不用担心。具有培育感情、有放松效果的催产素即使穿着衣服拥抱也会分泌出来。

当然，也可以和孩子一起洗脸洗头发，全身冲洗，然后先哄孩子入睡再吹头发进行护肤，但是并不推荐。妈妈的皮肤很容易变得干燥，头发潮湿时毛鳞片会打开，容易造成头发毛燥。不管怎样，感冒的概率也会提高。

如果想要保持漂亮的妈妈，等孩子睡着以后再享受一个人的泡澡时间吧。这同时也会改变你的睡眠质量。

另外，不用婴儿浴盆以后，妈妈也可以穿着衣服给孩子洗澡。因为短时间就能解决孩子洗澡和睡觉问题，所以被工作和家务所困的妈妈也可以愉快应对。

或者在给孩子洗澡时，妈妈同时泡脚也是不错的选择。有研

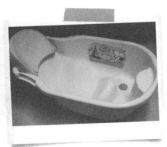

究表明，泡脚可以缓解紧张和不安，妈妈可以一边监护孩子在浴室中玩耍，一边缓解一天的疲劳。妈妈因为衣着方便，洗澡后可以顺利地哄孩子睡觉。

如上所述，妈妈不一定要和孩子一起洗澡。妈妈穿着衣服把孩子放在浴缸里可以将精力集中在孩子身上，洗澡后整理孩子的身体也非常迅速，所以孩子的就寝时间也会变早。

待不需哄孩子睡觉后再与孩子一起泡澡

婴儿洗完澡后，他的皮肤护理、喝水、穿睡衣、吹干头发等大约需要不到15分钟的时间。如果不再需要哄孩子入睡，做好孩子入睡的准备后，妈妈就可以慢慢做皮肤护理和吹干头发了。所以，度过这一时期后才能与孩子一起泡澡。

但是，15分钟脸上不涂护肤品，皮肤很容易变得干燥。这种情况下，准备可以在浴室用的乳霜、喷雾或者按压式的化妆水，这样就可以顺利地进行护肤了。

和用婴儿浴盆时一样，提前打开花洒放热水加热浴室。

进入浴室后，妈妈先洗头，这个时间让孩子在浴室等待。如果浴室中有浴室垫，可以让孩子坐下来玩耍。如果先让孩子泡澡，等妈妈泡澡时孩子已经泡热了。这样就不能保证妈妈有充分的泡澡时间来提高体表温度。也就是说，**如果成年人泡澡时间与婴儿泡澡时**

如果孩子能扶东西站起来的话，不用浴衣也可以。请迅速用毛巾擦拭身体，穿上能快速穿上的连衣裙等。推荐长款的连衣裙。身体不会变冷。

间相同，成年人是不能充分提高体表温度的。所以，妈妈在洗头发的时候建议使用水桶等泡脚。

对于在浴室等待的孩子，可以适当淋浴不让其身体变冷。淋浴的要点是只淋湿身体。如果淋湿头发，身体反而会变冷。

妈妈在头发上涂上护发素以后，利用空闲时间给孩子清洗身体。然后，冲洗护发素后立即用吸水性好的浴帽包裹住头发。这一步可以大大缩短吹干头发的时间。

洗澡后，妈妈迅速穿上浴衣，将孩子的浴巾拿进浴室给孩子擦拭身体。

从洗完澡开始到深部体温下降之前，需要让孩子在床上睡觉。迅速给孩子全身涂好身体乳、穿好纸尿裤和衣服、吹干头发。大约在穿上纸尿裤后，关掉更衣室同时打开浴室的灯。这时妈妈做皮肤护理也可以。

如果觉得分开洗浴麻烦，挽起裤腿，刷牙的同时泡脚也可以。

洗澡会让身体失去很多水分，所以喉咙也会因发干而口渴，吹干头发前需要给孩子喝水。

吹干头发时要避免更衣室过热，请打开排风扇。相反，冬天为了防止散热导致末端血管收缩，打开空调不要让身体变冷。让孩子躺在床上，说一声"晚安"，然后离开卧室，妈妈就可以继续做皮肤护理，吹干头发了。

享受自由时间后，在睡觉前，建议妈妈再"分开洗浴"，一个人泡澡。因为已经洗完头发做完了皮肤护理，所以只要简单泡澡就可以了。通过再次改善体表的血液流通，深部体温会进一步充分降低。即使很麻烦，不妨抱着受骗的决心试一试吧。晚间也不需要哺乳，所以不需要起夜，可以睡一个安稳觉。

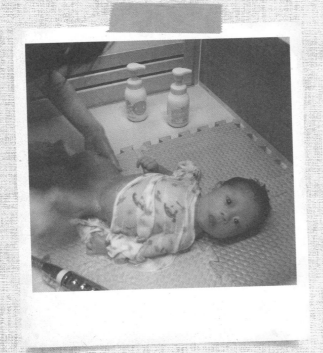

让妈妈一个人用婴儿浴缸给颈部还不能挺直的

婴儿洗头发和身体是很难的事情。

如照片所示，如果让婴儿躺在浴室的垫子上，

就会变得相当轻松。

然后，再让孩子泡在装满温水的婴儿浴缸中。

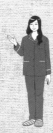

不需要婴儿浴缸后，对于不喜欢脸上泼水的孩子，我推荐让其躺在垫子上洗头发和身体。

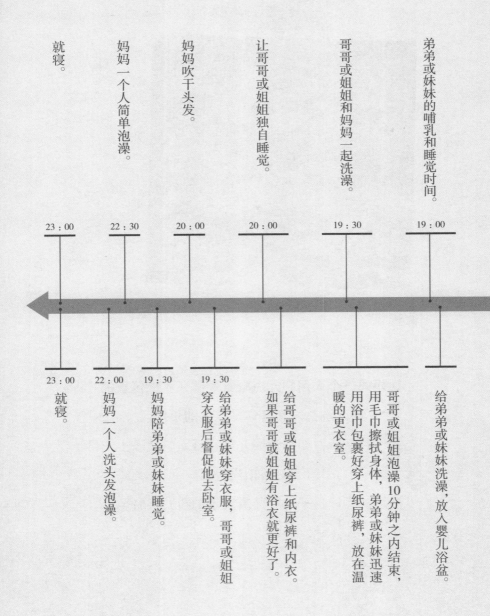

弟弟或妹妹的哺乳和睡觉时间。

哥哥或姐姐和妈妈一起洗澡。

让哥哥或姐姐独自睡觉。

妈妈吹干头发。

妈妈一个人简单泡澡。

就寝。

23：00　22：30　20：00　20：00　19：30　19：00

23：00　22：00　19：30　19：30

给弟弟或妹妹洗澡，放入婴儿浴盆。

哥哥或姐姐泡澡10分钟之内结束，用毛巾擦拭身体，弟弟或妹妹迅速用浴巾包裹好穿上纸尿裤，放在温暖的更衣室。

给哥哥或姐姐穿上纸尿裤和内衣。如果哥哥或姐姐有浴衣就更好了。

给弟弟或妹妹穿衣服后督促他去卧室。

妈妈陪弟弟或妹妹睡觉。

妈妈一个人洗头发泡澡。

就寝。

●有兄弟姐妹情况下的洗澡计划

有哥哥或姐姐的情况下洗澡，就需要下一些功夫。首先用本书介绍的方法让大龄的孩子学会独自入睡。在这基础上，再考虑年龄小的孩子睡前的哺乳和睡觉所需要的时间。具体方法也会根据两个孩子的年龄差不同而不同。所以提前做好模拟计划能安心许多。

A妈妈的情况

18：00 准备哥哥或姐姐和妈妈的晚餐。

18：30 用婴儿浴盆给弟弟或妹妹洗澡。妈妈穿着衣服就可以。哥哥或姐姐可以观看或一个人玩耍。

B妈妈的情况

哺乳和让孩子入睡需要较长时间的情况

17：30 准备哥哥或姐姐和妈妈的晚餐。

19：00 妈妈穿着衣服进入浴室。弟弟或妹妹放在浴室垫上躺下或坐着，先给哥哥或姐姐洗澡。给弟弟或妹妹适当淋浴，不要让身体变冷。

哥哥或姐姐清洗完要泡澡，不要离开你的视线！

让孩子自己掌握午睡的次数和时间

　　各式各样的书籍或者网页上，都介绍了不同月龄的婴儿需要的睡眠次数和时间。如果没有与之一致，许多妈妈就会过度担心。午睡30分钟左右就睡醒时你会认为"这样不好"，然后慌张地给孩子哺乳再让他睡觉，或者担心15点以后继续让孩子睡觉会影响晚间睡觉而想办法不让孩子睡觉，或者中途打断孩子傍晚睡觉……

　　但是，在这个事情上不用用力过猛。不需要去管理午睡的次数或者时间，让孩子自己掌握就可以。**希望妈妈们要相信孩子自身的生物钟**。这样才能"打开熟睡开关"。

　　如上所述，婴儿不能像成年人想象的那样清醒那么长时间。添加辅食前的婴儿只能清醒几十分钟，最长也只能2个小时左右就困了。

　　婴儿出生时并不知道困倦时闭眼睛缓慢呼吸就能睡觉。但是当他感觉"有点困了"时，肯定会发出信号。他会用手轻揉眼睛、打哈欠、用脸磨蹭妈妈的身体。请在他困得不行之前哄睡吧。

　　"我家孩子困倦时会有什么信号呢？"请从产后便开始观察吧。最开始不太了解，但是后期慢慢就会知道了。

　　变得闹人是很多孩子困倦的信号。其实他（她）只是困倦了，妈妈会不会误解成"玩腻了吗，希望我跟他玩耍吗"？进而拿出玩具跟孩子玩，或者将孩子抱起来移动到孩子感兴趣的地方呢？

　　这时即使他（她）停止了哭闹，困意还会再次袭来。过一段时间，基本上会嚎啕大哭，一般都是这么发展的。结果，妈妈不得不给孩子哺乳安慰他（她），直到孩子睡着…虽然解决了问题，但这并是一个不好的对策。

　　因此，不要代替孩子决定一天午睡多久、几次。**只要做到"在完全困得不行之前进入午睡"就可以了**。

实验室小鼠的研究数据表明，如果一天4次、1/4量不分昼夜不规律地持续喂食相同的食物，那么其胆固醇代谢就会变得异常。小鼠的体重没有变化，但是血液中的胆固醇增加了50mg/dL。

各月龄的哺乳·添加辅食时间表

哺乳或添加辅食的时间要根据孩子消化系统的生物钟来决定，这是最基本的。做到这一点，就可以明显区分昼夜了。早上起来会饥饿，晚上也因不会感到饥饿而睡一个安稳觉。不必要的哭闹自然会减少了。

固定喂养时间后，如果消化系统的生物钟变得正常，以前频繁反复睡觉、睡醒的婴儿也会调整好睡眠了。虽然如此，妈妈因为工作需要或者别的原因，无论如何都要打乱吃饭时间的话，只能是尽可能在差不多同一时间吃饭或者哺乳了。当然，没有必要完全按照规定的时间吃饭，但最好时间区间控制在前后半小时。

另外，磨磨蹭蹭吃饭和磨磨蹭蹭喝奶也会造成生物钟的紊乱。该吃饭的时候吃饭，不该吃饭的时候不吃，这种有规律的习惯非常重要。妈妈们是否曾在孩子半睡半醒时哺乳或喂奶粉呢？因为没有好好喝奶所以容易清醒，或者最喜欢的妈妈的胸明明在眼前，突然醒来时却不见了，这种情况下大多数孩子就会因处于混乱状态而发展成嚎啕大哭。

想要在这个地球上生存但仍未成熟的婴儿，其基本的生理节奏是受到妈妈活动的影响而形成的。这可以认为是妈妈给孩子一生受用的最大的礼物了吧。

不同月龄哺乳时间

未满3月龄 想要多少喂多少

孩子刚出生的时候，如果让婴儿多吸奶，母乳就会按需增加，所以请尽可能地给他。

如果母乳喂养顺利进行，就可以停止频繁的哺乳。根据每次睡醒的频率，请大约每隔3小时哺乳一次。不要让孩子一边睡觉一边吸奶，哺乳和睡觉要有规律。另外晚上的哺乳时间是固定的。从睡觉的时间开始逆推，请洗完澡马上喂奶让他睡觉。

3月龄左右 7点&9点&12点&15点&18点半 & 深夜起床时

如果宝宝体重的增长没有问题，就来管理时间吧。比如如果习惯19点睡觉，7点、9点、12点、15点、18点半加上深夜起床的时间等便是喂奶时间。

这个时候也请好好区分喝奶和不喝奶的时间。虽然从7点开始，但是如果夏天早晨起床时间早的话，喂奶的时间也可以提前。

4月龄 7点&11点半&15点&18点半&深夜

虽然还没添加辅食，从这个时候开始7点的"早餐"、1点半的"午餐"、15点的"点心"、18点半的"晚餐"，整体时间就要和大人的吃饭时间相适应。

这个时候有规律的习惯也很重要。两餐之间可以让宝宝喝水。

＼ 熟睡关键 ／

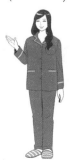

有研究数据表明，即使在怀孕期间，如果妈妈饮食紊乱，睡眠激素的分泌节奏也会紊乱，这也会传达给腹部的胎儿，对其成长产生不良影响。

在对实验室小鼠的研究中，每天在固定的时间段内从口中给予其营养液，与食物代谢等相关的血液中的肾上腺皮质激素的每日分泌规律会随着摄食时间而变化。但是如果在相同时间段将营养液直接注射进入体内的话，这种特定的每日分泌规律就会消失。也就是说，为了有规律地分泌血液中的肾上腺皮质激素，咀嚼是很重要的。

早晨是开始添加辅食的最佳时间

最好选择早晨添加辅食。如果可以请在起床后30分钟添加辅食，最迟也要在起床后1小时内吃早餐，以促进消化道活动。生物钟的开启刺激交感神经，使深部体温或血压升高，人会从上午开始变得活跃。

充分咀嚼辅食也是非常重要的。

对于以前只喝过母乳的婴儿来说，用一定的速度咀嚼可以刺激交感神经，帮助其明显区分昼夜。这也是为什么建议早晨添加辅食的原因。

充分咀嚼的功效不止有这些。血清素的分泌可以让内心安定下来，同时也促进有助于夜间睡眠的激素分泌。

另外，咀嚼可以充分分泌唾液，有助于消化。有望能改善便秘的情况。咀嚼对牙齿也有好处，确定孩子充分咀嚼咽下去之后再喂食第二口吧。

每日添加辅食的时间表

第一次添加辅食时，要考虑到万一有过敏反应，可以方便去医院急救，所以选择中午之前医院空闲的时候开始添加比较好。选择午餐时间开始添加也可以。

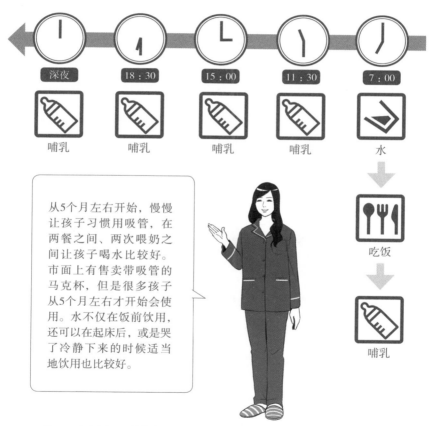

从5个月左右开始，慢慢让孩子习惯用吸管，在两餐之间、两次喂奶之间让孩子喝水比较好。市面上有售卖带吸管的马克杯，但是很多孩子从5个月左右才开始会使用。水不仅在饭前饮用，还可以在起床后，或是哭了冷静下来的时候适当地饮用也比较好。

*注：一般而言，6月龄的孩子开始添加辅食，但有的孩子会在5月龄时对大人吃饭产生兴趣。当所有迹象表明他（她）准备好了，也可从5月龄开始添加。

我的孩子完全是母乳，所以孩子完全不适应用奶瓶。但是从6个月左右开始习惯用吸管，用带有吸管的马克杯等喝奶粉，即使是在外出的地方也不会洒出来，能很好地喝奶了。有烦恼的人请尝试一下。

每天最好选择早晨和傍晚添加2次辅食

每天添加2次辅食的时机并不是根据"时间过去一个月了"等月龄来决定的，而是根据孩子是否能完全将嘴巴闭上好好咀嚼完成吞咽的动作而决定的。

也有在11点半的午餐时间添加辅食的方法，但是如果需要外出就餐时，就需要自带辅食或者在外面买。但是一般辅食含水量较高，妈妈们会担心容易坏掉。市面上卖的辅食香味添加剂或者防腐剂含量比较多，很多妈妈都避而远之。

一般中午添加辅食都会是在家里，但是因为"今天要出去吃午餐，所以喂母乳（或者奶粉）吧"，如果采取这样的方式，改变了消化道的运动节奏，生物钟就有可能会发生紊乱。当然，偶尔一次没关系，添加辅食的时间尽量要保持一致，这样会更安心。

因此，**每天添加2次辅食时，从一开始就决定不要在中午添加辅食才是上上策**。如果吃饭时间比较固定，右侧的时间表可以

每日添加2次辅食的时间表

根据大家的生活习惯而改变。另外，冬天日落比较早，吃晚餐时外面已经漆黑了。房间里的照明也要与外界配合保持黑暗。

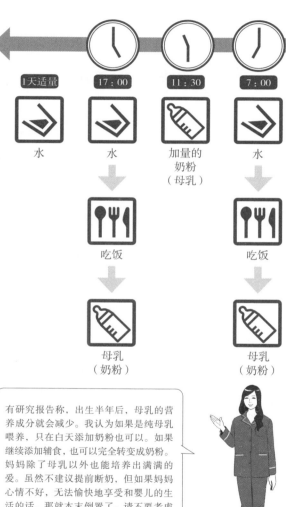

有研究报告称，出生半年后，母乳的营养成分就会减少。我认为如果是纯母乳喂养，只在白天添加奶粉也可以。如果继续添加辅食，也可以完全转变成奶粉。妈妈除了母乳以外也能培养出满满的爱。虽然不建议提前断奶，但如果妈妈心情不好，无法愉快地享受和婴儿的生活的话，那就本末倒置了。请不要考虑周围的情况，试着考虑一下妈妈自己是怎么想的。

如果不需要睡前或半夜哺乳，妈妈一定会因为母乳淤积而形成乳腺炎，乳房会痛。为避免这种情况发生，可以吸出母乳冷冻保存，即使妈妈外出，也可以让爸爸给孩子喂保存下来的母乳。我在育儿工具中最感谢的便是电动吸奶器。不知道帮了我多少次……

添加辅食稳定后，睡前喂水而停止喂奶

添加辅食进入稳定阶段后，尝试睡前不喂母乳或者奶粉，让孩子喝水吧。

很多妈妈会认为"喝水绝对不能睡觉"，但是如果是吃饱的状态就不可能一直睡到早晨了。只是喝母乳或者奶粉成为孩子日常睡前的习惯，误以为"喝了奶我就能睡觉了！"。

因为没有了睡前的哺乳，孩子从睡梦中醒来后即使没有母乳，一个人继续睡觉的概率会大幅提高。

营养的摄取是1天3次，通过辅食或奶粉进行补充。睡前并不是补给营养的时间段，而是准备入睡的时间。睡前不哺乳太可怜了……一定不要这样想。用哺乳以外的方法传达你的爱就可以。睡前是进行散热的黄金睡眠时间。添加辅食稳定后就可以开始这种训练了。

在冬天等比较寒冷的季节，喝温水比较好，当然常温水也没问题。研究表明，睡前摄取水分，有助于促进血液流动，将深部体温释放到体外，从而促进深度睡眠。但是，像冰水等有让人清醒的危害，所以要选择常温水。用吸管或杯子等给孩子喝水吧。

每日添加3次辅食＆结束辅食后

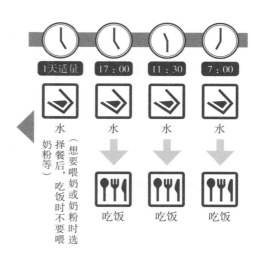

结束辅食期后，从饮食中摄取的水分会减少。因此，需要适当的水分补给。据说每1kg体重每天需要100～120mL。例如9kg的话，大约需要1L。其中约有7成左右是从饮食中摄取的，3成的300mL的量请在起床后、两餐之间、洗澡前后、就寝前等时间分开饮用吧。

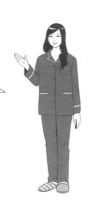

晚餐时间由洗澡时间逆推而定

在消化系统的生物钟中，**特别要注意的是晚餐的时间。晚餐的时间如果推迟，就有可能让入睡和起床的状态变差。** 从而导致早晨的食欲减退而没胃口吃早餐，或者容易形成便秘，或者从上午开始体温就不能充分提升而导致活跃度较差，这样以来，自主神经的规律运动也不能产生，有可能会出现睡眠障碍。

开始添加辅食后，餐后至少1小时洗澡是最佳时间。 餐后立即洗澡会对胃肠造成负担。

因此，如果晚上8点半睡觉，那么需要在7点半洗澡，在这基础上提前1小时，也就是在6点半之前就需要把晚餐吃完。这样推算的话，晚上6点左右不吃饭的话时间就来不及了吧？所以，从就寝时间逆推，自然就能确定洗澡时间和晚餐时间了。另外，吃饭时的照明要与外界环境相适应。

我想很多父母都认为"让孩子学习各种各样的知识"很有必要，很多家长让孩子在幼儿园放学之后去课外班学习。但是，这种安排如果导致吃饭时间推迟的话就本末倒置了。孩子的睡眠时间变短，质量下降，甚至会影响记忆力和逻辑性思考。在确保晚餐时间之后再去学习吧。

妈妈晚归时的晚餐

妈妈因为工作需要很晚接孩子时，采用提前把食物冷冻等措施减少烹饪的时间吧。**还可以采取预先把晚餐交给幼儿园，或者另交费让孩子提前吃晚餐等方法。**利用好各地区的服务政策，想办法让孩子能在固定时间吃晚餐。这样一来，最晚也就在7点左右到家，回家后，妈妈自己吃提前备好的晚餐，7点半左右就可以开始给孩子洗澡，然后早一点让孩子睡觉。这样不仅会增加自己的时间也可以放松自己。

但事实上，如果能和孩子面对面吃晚餐是最好的。**如果这样难以实现，也许可以和家人谈谈以获得相关帮助，选择是否要继续现在的工作。毕竟孩子的身心健康更加重要。**如果存在持续身体不适或者情绪不稳定等问题，我认为更有必要重新检讨现在的生活了。

常住卧室温度设定为夏天26℃、冬天20℃

　　卧室的温度和湿度也是打开熟睡开关的重要因素。白天可以通过增减衣服或者增加通风进行调节，人体在处于**毫无防备的睡眠状态下时，如果温度过高，睡眠质量会变差，所以卧室需要适宜的温度。**

　　即使是刚出生的新生儿，也具有热的时候血管扩张散热、冷的时候血管收缩储备热量的功能，但是婴儿的这种功能并没有发育完全。所以，婴儿的体温容易受外界的影响。只有父母才能保护婴儿不受过热或过冷的伤害。好好利用空调、加湿器、除湿器等电器，营造出舒适的环境是非常重要的。

　　卧室的温度，夏天适宜保持在26℃左右，冬天适宜保持在20℃左右，用空调控制。只靠人的感觉并不准确，请准备一个温度湿度计进行确认。不能开窗的气密性较高的楼房等，空调不要开定时模

\ 熟睡关键 /

过了婴儿期以后，孩子在寒冷时会收缩血管防止散热，通过颤抖增加代谢产生热量。但是，新生儿因为不能颤抖，所以即使不颤抖也能产生热量的功能很发达。话虽如此，也不要给孩子穿过于单薄的衣服，请用温度计确认温度。

式，要一直开机，睡觉时营造一个舒适的环境。有人认为一年四季保持20℃比较好，但我并不推荐，因为夏天等室内与外界的温差较大时，会导致自主神经调控体温的功能发生紊乱。

空调的冷风设定成似有似无的风力也会增加起夜的频率，所以应直接将空调风向设置成不能吹到身体任何一个部位。如果用电风扇或循环器，使用时请向上吹风，以空气流通为目的。

关于在炎热的环境下发汗量和体温上升的调查研究表明，9个月～4岁孩子的体表发汗量是母亲的2倍（汗腺的功能比成年人低，但是汗腺密集度高所以发汗多）。皮肤对温度的反应是相同的，但是体温的升高程度比成年人强。即使大人感觉舒适，也要准备一个温度湿度计来进行确认。

湿度不论季节维持在50%左右是最适宜的。即使温度适宜，湿度过高的话，夜间也容易醒来。冬天为了预防感冒也要准备一个加湿器来使用。

据出生后3～4个月的87名婴幼儿为研究对象的英国莱斯特大学的研究报告显示，冬天穿的衣服和寝具越多，婴儿的睡觉时间就越短。而且，如果寝具的量过多，婴幼儿突发猝死综合征的概率也会增加。不管怎么说，还不成熟的婴幼儿的睡衣和寝具都需要注意。

根据不同季节选择适宜的婴儿睡衣

无论成年人还是孩子，困倦时手脚会变暖，身体内部的深部体温会下降。特别是热量会从脚尖散发，所以**穿袜子睡觉并不好**，这已经是常识了吧。

与袜子一体的裤子或者连体服不容易将脚尖的热量散发出去，热量滞留后深部体温无法下降到适宜温度，会增加中途清醒的可能性。

如果可以的话，成年人和孩子都要穿着100%棉料的柔软睡衣。**夏天一整夜都开空调时，清晨会有感觉冷的情况，请选择长袖长裤，春秋季节等温度比较舒适时，可以选择短袖。**孩子的裤子容易挽起来时，将护腿套套在睡衣的外面，保护脚踝不要着凉。

孩子其实不需要被子。换句话说，因为不能盖在身上，睡相

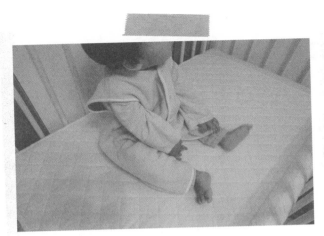

穿婴儿睡袋，舒适开心

会变得越来越差。因此，准备一个可以包住上半身和下半身的婴儿睡袋会更好。选择不会将手脚卷起的较长类型的更适宜。也可以用卷腹带保护好肚子等方法。

"孩子的肚子是不是露出来了"有的妈妈经常会因这样的担心而导致半夜起来，如果想办法不让肚子露出来，妈妈也就能安心睡觉了。

孩子能用自己的手把被子盖上时，再开始使用被子。用空调和加湿器营造一个适宜的睡眠环境也是非常重要的。

SG基准（产品安全协会的安全商品认证）规定，婴幼儿用的床不能有离床面30cm以内的高度，也不能有可以脚踩在上面的横排栅栏等，但是JIS标准中就没有，所以很危险。

参考：小孩的安全研究团体HP

可以长时间安心使用的婴儿床选择方法

这几年，围栏兼用型的婴儿床（并不是专业型的婴儿床）的跌落事故多发。这两种床的区别就是横排栅栏的高度。JIS规格（JIS S1103:20144）中，专用型婴儿床的规定是距离床板面60cm以上，兼用型婴儿床是35cm以上，如果孩子能抓着站立的话，床板可以向下调低。

围栏兼用型的围栏的问题在于床面调低以后，可以脚踩在上面的横排栅栏高度小于30cm。所以这就成为了容易跌落的原因。

30cm是婴幼儿可以踩到的高度。并且在床上铺了较厚的被褥，所以危险度更高。围栏兼用型的婴儿床的价格较低，很多人认为"还能用作围栏，太好了"而购买。但是综上，我并不建议购买。

照片是我家的（专用型）婴儿床，如果能扶东西站立的话，

两种类型的婴儿床的区别

可以把床板调到最低。床板调低也不会有横排栅栏所以放心。在最下方还可以储物，所以我选择了这一款。

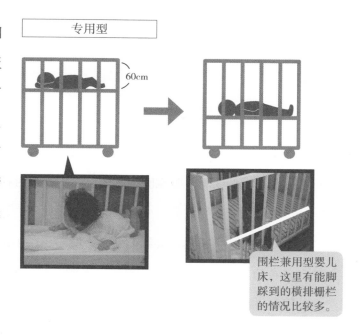

专用型

60cm

围栏兼用型婴儿床，这里有能脚踩到的横排栅栏的情况比较多。

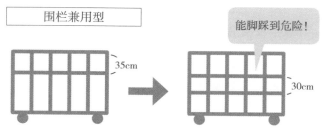

围栏兼用型

35cm

能脚踩到危险！

30cm

不用担心尿床和窒息！
叠铺床单的方法

铺床垫时，为了防止俯卧时孩子口鼻被覆盖而发生窒息，请准备含有固态棉的床垫。睡觉时深部体温下降，这时孩子就会出很多的汗，所以选择透气性强、可以吸收湿气的材质更好。

千万不要让孩子睡在成年人的床。据2010～2014年月本厚生劳动省公布的《人口动态调查》显示，不满1岁婴幼儿意外死亡事故的原因中，排第一位的是睡觉时窒息而亡，占比32%。

孩子在成年人的床上与妈妈一起睡觉，会引发安全问题，也会导致半夜清醒，所以一定不要这么做。

我想为了防止尿床，在固态棉的床垫上面铺防水垫的人也有很多。但是不同材料有可能不透气反而给睡觉带来痛苦，所以要选择棉等天然材料的垫子，或者在垫子下面再铺一层防潮垫子。推荐夏天选择透气性好的，冬天选择保温性好的天然材料。

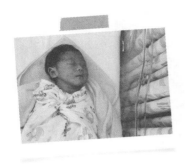
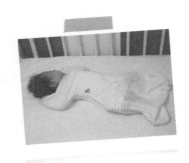

在我家，我会首先铺一层带有防水功能的固态棉床垫，再铺一层有绗缝加工的、具有防潮吸汗功能的垫子，再铺一层不易起球和灰尘的纯棉垫子。

有惊吓反射（突然其四肢及手指会伸直并向外张开）的婴儿请用卷带等卷在身上。类似于在腹中的姿势会让婴儿感到安心，通常会舒适地入睡。

现在有新生儿投降式防惊跳睡袋，不仅能防止惊吓反射，还能把手放在自由的位置，也不影响吮吸手指，非常方便。以我儿子为例，夜间中途醒来时自己吮吸手指就会安心，直接又能睡着了。

为了促进四肢末端的散热，最好把手足放在外面，但是有惊吓反射的时期，最好准备这样的卷带或者睡袋。但是，如果孩子有翻身的趋势后，再使用这种卷带或睡袋就会有危险，所以就不要再用了。

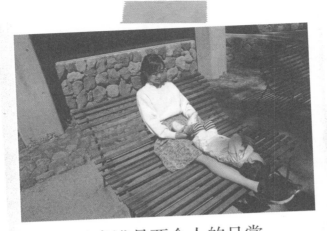

日光浴是两个人的日常

用明显的昼夜"不同光照"，培养好的睡眠

我们似乎本身就有日升而起日落而息的理所当然的睡眠生物钟，但是上午尤其是早晨的阳光比大家想象的还要重要。

日光浴的意义有2个。一个是为了睡眠。另一个是为了成长。

日光浴不仅对婴儿，对妈妈也非常重要。

早晨晒阳光浴，可以将"早晨来了！"的情报强烈地传递给身体生物钟。然后身体各个器官切换到早晨模式，抑制睡眠激素的分泌，体温和血压也会升高。通过白天的充分升高，晚上才能充分降温形成规律。这样一来，不用刻意也能自然地形成可以好好睡觉的体质。

早晨起来立即打开窗帘是最好的办法，但是离窗户越远晒太阳的效果越差。如果能到阳台外面，推荐孩子睡醒后一起出去晒阳光浴。另外，**打开窗帘强行让孩子醒来，无疑是在缩短孩子的睡眠时间。**为了健康和成长，请不要打断孩子睡觉。

刚出生的孩子防御紫外线的功能比较低，所以要避开夏日阳光的直射。但是，从较早的阶段开始让孩子感受早晨和晚上不同的日光，有助于帮助孩子调整生物钟和自主神经，可以提早养成睡一整夜的习惯。

对于孩子和成年人来说，**为了健康和成长，要有晒日光浴的意识。冬天大约晒1小时，夏天晒几十分钟就可以了。**

夜间，室内与外界的亮度相适应非常重要。冬天17点左右就开始天黑了，室内也要配合外界调暗灯光。促进有助于睡眠的激素血清素的分泌。

不用勉强外出，在阳台就可以

　　想要晒太阳，散步是最佳的选择。观察各式各样的人、车和植物，感受微风和鸟鸣等，给大脑和身体适当的刺激。在婴儿车中的孩子只是坐在车里也会感到快乐，同时这也是妈妈转换心情的好方式。

　　但是，如果是还不能走路的婴儿，不出去散步也没关系。**与只躺在婴儿车里相比，在家里爬行或者扶着东西站立更能增加孩子的活动量，使体温调节有规律，晚上也能有一个安稳的睡眠。**妈妈不用拼尽全力也没关系。如果想让孩子晒太阳，在阳台或者玄关前晒日光浴就可以了。这种程度的晒太阳不需要做任何准备。简单地做自己能力范围内的事情就可以了。

　　天气不好时也请到阳台或者玄关前晒一晒。

　　下雨天太阳会被云雾遮盖，所以阳光照射不到室内。此时如果

熟睡关键

日光中的紫外线照射在皮肤上，可以合成具有调节神经和免疫力功能的维生素 D。对成年人来说也有同样的效果。花粉症严重的人、过敏性鼻炎的人、经常感冒的妈妈请和孩子一起去阳台晒太阳吧。

到室外就有足够的光线照射，有助于夜晚打开熟睡开关。不要因为是下雨天或者阴天就放弃晒太阳，正因为是下雨才更要出门晒阳光。

我家的日常是，早晨睡醒后到儿子的房间，直接抱起儿子去阳台，一起望风景。在阳台并不需要做什么，对着天空说"早安！"，或者对儿子说"今天是下雨天""今天是晴天""今天好热啊""今天好冷啊"等。通过晒太阳提高体温和血压，我和儿子充分清醒而又美好的一天开始了。

没有阳台的家庭，或者因为大雨或台风导致阳台进水不能出去时，推荐使用仿生太阳时钟灯，放在餐桌上一边照射一边吃早餐。

下雨天在幼儿园时，孩子一般便不能去室外玩耍，会一直待在室内。所以妈妈在接送孩子的路上可以稍微绕行，给孩子创造晒太阳的机会。如果事先就做好"天气不好时，从这条路走"的决定，那自然就会成为习惯了。

妈妈们要了解，孩子不仅是因为身体不好才起夜，在他能坐着或扶物站立的时候，在成长、发展的某个阶段，都有可能突然夜里醒过来。不要慌，继续和往常一样吧。

因感冒发烧或身体不适而入睡困难时绝不能洗澡

感冒时，白天的困意比平时增多。如果孩子困了，就让他睡觉吧。

因为感冒鼻子不通气而痛苦时，请用吸鼻器将鼻涕吸出来。口吸式吸鼻器有可能直接导致细菌进入妈妈的口中，也有防菌式的，但是妈妈掌握不好方法，反而会感觉心累的人也很多。所以选用电动式吸鼻器，在婴儿洗澡之后等时间使用。

发现孩子高热时，就不要勉强洗澡了。有可能会因为体力消耗导致更严重的发热。

如果没有高热还比较有活力，洗澡时不要洗头发，简单在浴缸里泡温水浴就可以。体温上升后免疫细胞变得活跃，可以与病毒抗争，体表的血液流通变好后也有助于睡眠。洗澡后迅速给孩子穿上

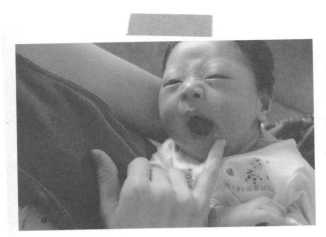

不发热的话，洗澡后直接抱到床上

衣服，直接抱到床上。

担心体温升高就马上考虑用退热剂并不好。发热意味着免疫细胞正处于与病毒抗争的过程。频繁使用退热剂会导致免疫力下降等，弊端更多。

即使不再需要让妈妈哄睡觉的孩子，因为发热身体感到疲倦，也会出现突然粘人的状态，一直到睡着都想在妈妈身边。这种情况下，妈妈就不用铁石心肠了。躺在孩子身边做出轻轻拍打身体等动作让孩子安心吧。

尝试各种办法还不能入睡时采用"放松习惯时间"

由于某种原因，孩子在睡觉前过于兴奋时，请进行大人也可以做的"放松习惯（详情请参照第106页）"吧。首先抱住孩子让他感受妈妈的味道。**我认为按摩耳部周围、锁骨附近或者手脚是一个不错的方式。这时，卧室的灯光需要保持关闭的状态。如果与洗澡时间间隔太长，用热水泡脚也是很好的办法。**

放音乐也可以。有传言说类似于胎音的声音能让孩子安心。但是如果妈妈听起来感觉不舒服的话，没有必要特意使用这种声音。比起胎音，**选择聆听被科学验证有助于睡眠的小提琴的声音吧。**

研究表明，颤音会产生不规则的声音波动，这种颤音沁人心脾，竖琴的声音也不错。

有研究说听莫扎特的音乐也很好，但是莫扎特的音律有时快有

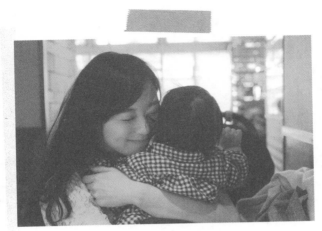

催产素分泌中

*有放松效果的激素

时慢并不稳定，时而有力、时而悲伤的曲调来回切换，作为催眠曲有些欠佳。在YouTube检索会出现很多热门的"婴儿催眠音乐"，使用这些音乐也许会不错。

"为什么还不睡觉！！"有时妈妈会感到烦躁，与其说音乐是为了孩子，还不如期待它所具有的抑制妈妈烦躁的作用。如果妈妈的心态平和，孩子也会察觉到，并且也会变得平稳。

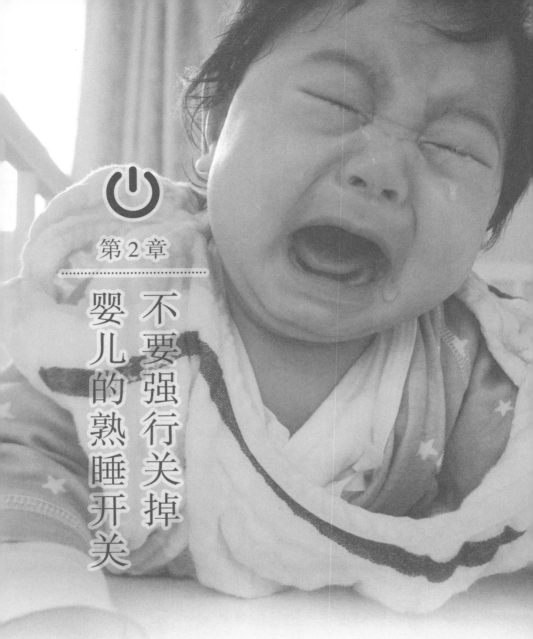

第 2 章

不要强行关掉
婴儿的熟睡开关

为了婴儿能熟睡，还有一个重要的事情——孩子好不容易睡得很香，却要把熟睡开关关掉是万万不可的。"午睡时间差不多要结束了，叫起来吧""明明是早晨了还没起床，起床吧""如果再睡下去有可能会影响晚间睡觉，所以叫起来吧"。无论是谁，在睡觉过程中都是深睡眠和浅睡眠在反反复复切换，最后切换到浅睡眠然后迎接早晨的自然清醒状态。即便在清晨浅睡眠的状态下，还会反复切换深浅睡眠的状态。如果孩子在深睡眠阶段被妈妈叫醒会有怎样的反应呢？如果是你在睡觉时被叫醒，心情也不会很好吧？

婴儿也是一样，强行被妈妈叫醒后睡醒的状态会变差。相反，如果孩子能再多睡1分钟，就有可能自然地从浅睡眠中清醒，并且120%可能会出现这种情形。我手中有社区发的解决婴幼儿睡眠的宣传单，宣传单上这样写道："早晨7点叫醒孩子，午睡到15点就让孩子起床"。确实，对于2岁以上的孩子，如果午睡时间太长或者睡得时间太晚，就会对夜间的睡眠造成影响，有可能会导致入睡困难或起床困难。但是，我比较反对纠正1岁以下的婴儿的生物钟。这对于婴儿来说无疑是一种负担，事实上由于妈妈太过努力造成孩子夜啼的情况也很常见。

人的身体不同于机器人，做不到在某个固定时间起床。例如前一天做了运动、晒了充分的阳光，或者睡觉时被父母打鼾声吵醒而睡眠较浅等，各式各样的原因都会导致睡眠时间延长或缩短几分钟。

所以，首先不要有"明明是早晨了还没起床，起床吧""午睡时间差不多要结束了，叫起来吧"这样的想法。不要去叫醒，也不要试图打开窗帘，这也会妨碍睡眠。也许在你叫醒他的1分钟之后，就是他自然醒的最佳状态呢。

婴儿自己知道白天和黑天的区别。虽然还很懵懂，睡觉这件事他也是知道的。重要的是不要去妨碍他原本就拥有的睡眠。

产后医院推荐母子在同一个房间。理由是这样可以方便妈妈马上喂奶，母乳的分泌会变好，也帮助妈妈建立更多的育儿自信。但是我只希望生完孩子后能一个人睡个够，然后再与专业的助产师配合，仔细观察孩子，为产后开始的两个人的生活打下基础。

出院后母子分卧室有助于提高妈妈和婴儿的睡眠质量

（不能准备婴儿房也没关系）

不让熟睡开关关闭，最重要的是不要妨碍生物钟的节奏。婴儿的生物钟虽然较弱但也已经初步形成了。然而，有的父母会盲目相信书籍或网络的信息，父母的行动妨碍了孩子的生物钟，最后并没有得到好的结果。父母为了自己轻松而控制孩子的睡眠反而起到了不好的作用。不要妨碍孩子原本具有的生物钟，而是要进一步促进生物钟的形成。

为此，我强烈推荐的是，出院后妈妈和孩子分卧室睡觉。这并不是所谓的"意念训练"这类强迫孩子一个人睡觉的方法。一起睡觉确实会感觉幸福。但是，打鼾声、进出卧室时产生的噪声、翻身的声音或者按开关这种微弱的声音都会妨碍睡眠。研究表明，即使这些声音没有把孩子吵醒，也很有可能造成浅睡眠的状态。

熟睡关键

我们知道睡眠不足会妨碍免疫细胞的功能。瑞士佩伦大学和马吉尔大学的小鼠实验研究表明，如果小鼠的睡眠被打断，其记忆力就会变差。

特别是产后，妈妈们总会担心"孩子有没有好好睡觉，还活着吧？"等问题，**对一点点声音或者梦话都会变得敏感，这样会妨碍妈妈的睡眠**。然而，刚出生的小孩并不会翻身等，其实并没有必要过度担心。如果母子分卧室的话，对于一点点声音或者梦话就不用再一一应对了。保持一个最佳的距离感，妈妈和孩子都能有一个充足的睡眠。

另外，**并不是孩子夜啼就代表孩子清醒了。孩子也有可能在说"梦话"**。有人会惊讶地问："啊！哭得这么大声还是睡眠状态！？"事实上这种情况也很常见。有可能他是在做梦，梦到了自己在哭泣。

然而这时妈妈会认为"是不是到喂奶时间了"，然后抱起孩子进行哺乳。当然有些孩子也会被自己的哭声吵醒。但是，如果妈妈并没有确认是不是"喂奶的时间"而抱起孩子，反而妨碍了孩子的睡眠。有研究显示，这也是会导致孩子夜啼的原因之一。

关于大鼠的研究显示，叫醒睡眠中的大鼠进行喂食，一段时间后，即使不再喂食，大鼠也养成了在睡眠中起床的习惯。如果由于妈妈的误会将孩子抱起，有可能会养成孩子夜间的起夜习惯。

尤其是爸爸也在同一卧室时，为了"不要把爸爸吵醒"，这种情况更容易发生。我也在回老家时遇到过这种情况，一家人呈"川"字形睡在一起，孩子哭泣时，为了不把爸爸吵醒，我马上就会抱起孩子喂奶。但是孩子好像仍处于睡眠状态，并没有好好喝奶就直接睡着了，过了几十分钟后又醒了。

在孩子哭泣时，妈妈要有"是不是还在睡觉？"这种心态，先观察3分钟左右。这并不是用哭泣来训练孩子睡觉的方法，只是单纯地为了确认孩子是不是仍然在睡觉的非常重要的时间。

如果房间不够的情况下，可以腾出储物间或者把客厅用隔断隔出一间小屋等，首先要考虑在现有的环境下能不能准备一间婴儿房。

实在没有办法准备时，大多数爸爸比产后的妈妈对声音反应迟钝，所以按照"孩子·爸爸·妈妈"的顺序排列睡觉，想一些办法不让孩子睡在妈妈身边，或者用窗帘或屏风挡住视线等。但是尽量要避开"川"字形并排睡觉，将婴儿放在婴儿床上睡觉吧。

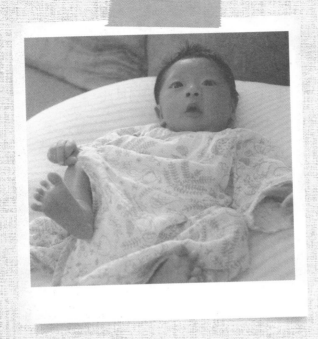

从出院后，我们母子就分卧室睡觉。

父母起床后，会把厨房旁边的带有拉门的房间作为儿

子的房间，这样就能经常看到孩子。

晚上，把父母的卧室和婴儿房的门全部打开，做好有

事情马上就能处理的准备。

我虽然也准备了可以铺在婴儿后背下面的传感器垫，

但是因为是硬塑料制品，所以感觉睡起来不舒服，结

果一次也没用过。

虽然母子分卧室·同卧室睡觉的研究有各式各样，但是如果像意念训练那样采取强制婴儿一个人睡觉的方法，母子都会产生压力。重要的是不要妨碍孩子的生物钟，让他明白一个人睡觉是很自然的事情。

如果母子分卧室让你担心，准备一个婴儿监控

　　希望和孩子同一卧室睡觉的妈妈，我想她们是担心婴儿猝死症候群吧。也就是担心"如果俯卧导致孩子窒息怎么办"。到了孩子可以翻身的阶段，我也能理解妈妈们的这种担心。

　　然而婴儿猝死症候群只是被发现时俯卧的情况比较多，死亡原因并不只有窒息死亡这一种。也有可能是本身就有疾病，从而导致死亡。

　　现在，随着医学的发展，"原因不明"引起的婴儿猝死事件逐渐在减少。

　　因此妈妈们无须过度担心，了解事实真相，在这基础上，准备一些不容易导致窒息的婴儿专用床垫，或者采取一些措施，不在婴儿床中放入玩具娃娃或被子等。

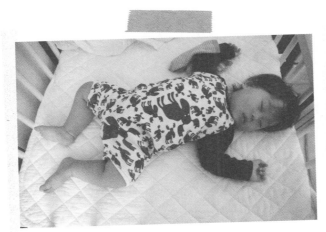

婴儿床上不放任何东西！

　　如果还心有余悸的话，可以准备一个婴儿监控，这样在父母的卧室就可以观察到孩子的状态。但是，如果从监控中传来哭声就立即到婴儿房抱起孩子的话，那就没有太大的意义了。

　　比如说，大人在清醒时通过婴儿监控观察孩子，需要判断是否需要立即赶过去。然后，大人睡觉时，关掉婴儿监控或放置在稍远处，打开卧室的窗户或门，如果有事情可以立即赶过去。

如果因为旅行等原因导致生物钟发生了紊乱，那也可能导致一个人睡不着的。另外，如果平常都是母子分房睡觉，在老家却想和妈妈一起睡，这种情况也要想想办法。

孩子想要和妈妈一起睡觉时……

一起睡觉确实很幸福。但是，如果想要提高彼此的睡眠质量，追求健康成长和稳定情绪的话，**尽早开始母子分房比较好**。这是因为"在自己房间的床上睡觉是很自然的事情，这并不孤独"，这种想法在自我意识萌生之前就应该变得理所当然。

然而，大多数孩子在2岁左右萌生自我意识时会强烈希望"和妈妈一起睡觉"！别说分房，有可能他还会钻到你的被窝里来。开心的同时，因为睡相不好的原因，妈妈的睡眠质量的确会有所下降。这时，要不要尝试一下右侧页的方法呢？根据孩子的性格、所处的环境和当时的状态，再考虑一些其他的方法吧。

如果一次就成功了，那么继续让孩子一个人睡觉吧。话虽这么说，外出旅游或者回老家时，如果环境发生了改变，孩子的确有可能出现想要和妈妈一起睡觉的情况。这时要选择和孩子一起睡觉，回家以后再督促孩子自己一个人睡觉就可以了。

督促"一个人睡觉"的方法

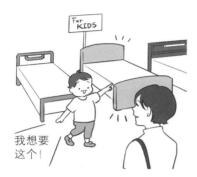

为了创造孩子喜欢的环境,一起去购买儿童床和被褥,让孩子自己选择商品。

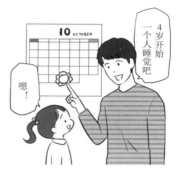

生日、学年上升的时候或者搬家时等,决定一个时间,寻找一个契机,让对方从约定的时间开始在不同的房间睡觉。

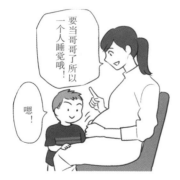

在弟弟或妹妹出生的时候,强调要当哥哥或姐姐从而促进孩子独自睡觉。

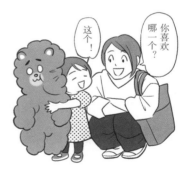

一起去购买并且让孩子选择一起睡觉用的玩偶(触感柔软的东西等)。

和孩子一起洗澡时，如果大人在还没有完全变暖的
状态下就出来，妈妈的睡眠质量可能会下降。

21点以后母子一起睡觉，
总睡眠时间会减少

第1章中介绍了就寝时间，但是可能会有一些妈妈认为"孩子
和妈妈同一时间睡觉更轻松，在我家就寝时间就是21点"。

但是，假如21点睡觉，2点左右起来哺乳。然后再一起睡到早
晨起来。那么，夜间的睡觉总时长有没有10个小时呢？

为了睡够10个小时，就算哺乳需要90分钟，早晨需要睡到8点
半才可以。东京的日出时间是夏天4点半左右，冬天7点左右。

对于我们来说，**太阳升起时，"早晨来了！"的信号就会传递
到大脑，体温升高，然后清醒。也有一些孩子会早起，在外界开始
变明亮时，就自然醒了。**

熟睡关键

如果让孩子早一点睡觉，不仅能保证孩子的睡眠时间，还能增加妈妈的自由时间，这是一个很大的优点。改变生活习惯，一开始会觉得很辛苦，但改变后会为那种舒适而感动！

也可能会有日出后继续睡觉的孩子，但是如果比日出时间太晚晒太阳，**也会出现生物钟推迟的情况。所以希望能让孩子早点睡觉。**

有些婴儿会因为父母的生活噪声而自然清醒，并且都在同一间卧室时，闹钟的声音也有可能会吵醒孩子。就因为有这样的情况，我才会推荐母子分房睡觉。

这样以来，夜间睡觉时间满足10个小时就更加困难了。

因此，如果以"父母比较轻松"这样的理由而推迟孩子的就寝时间，就等同于强行关掉了孩子的熟睡开关。为了确保孩子的睡眠时间，请设定好孩子的就寝时间吧。

另外，**我建议一直到上小学都不需要改变就寝时间。**当然，婴儿的总睡眠时间比较长，但是整体相比较而言，夜间的睡眠时间并没有太多改变，只是没有了午睡时间。

值得一提的是，即使是像小灯泡那样的灯光，也能使肥胖度上升。2013年，奈良县立医科大学进行的以528人为研究对象的研究报告称，夜间的小灯泡（平均3瓦以上）的光与未满3瓦的光相比，肥胖症和血脂异常的比例增加了19倍。

卧室漆黑！但是深夜哺乳怎么办……

人类有一种生理功能，在明亮时会分泌让人提高精神的黑色素而抑制促进睡眠的血清素分泌。黑暗时则相反，血清素的分泌会增加从而抑制黑色素分泌。配合这个规律，外界环境变黑时，请把室内的照明调暗。日本的夜间照明太过明亮了。尤其是日落较早的冬天，在吃晚餐时外界已经漆黑一片了。请试着调暗灯光或将白色的灯光换成黄色系的灯光吧。

另外，卧室要漆黑才可以。睡觉时由于眼部肌肉弛缓，即使闭眼睛，感受光的器官就位于眼皮下面，所以小灯泡等光亮也会影响睡眠。但是，从窗帘缝隙中透露出的街道的灯光或月光这种程度的亮度是没有问题的。

即使长大成人这种功能也不会发生改变。**从尚没有习惯养成的婴儿时期开始，培养其在黑暗环境睡觉的习惯吧**。为了不让孩子害怕黑暗，不仅要与外界的亮度相适应，重要的是像前面所介绍的那

熟睡关键

午睡的时候，光线明亮也可以。因为午睡的时间是太阳光照最强烈的时间段，所以不要关窗帘和照明，让房间里漆黑的就像晚上一样。因为毕竟不是晚上，所以区分昼夜也是很重要的。如果光的刺激过于强烈的话，窗帘依旧打开，只关掉天花板的灯就可以了。

样经常使用照明的浴室和更衣室也要保持黑暗。

需要注意的是深夜的哺乳。在我生产之后，每次深夜哺乳时，护士都会打开灯后跟孩子说："早上好！哺乳时间到了哦"，我认为这是个问题。

这个问题就在于开灯。当然开灯是为了确认孩子是否充分含住乳头，这样才能好好喝奶。根据护士的说法，婴儿还没有区分昼夜的能力，所以不会受影响。

但是从出生后第2天开始，虽然很微弱，也是有昼夜的体温差的，所以为了以后能尽早区分昼夜，明确区别"白天明亮，夜间黑暗"是很重要的。

白天的时候确认好孩子是否充分含住乳头，**夜间要尽可能保持黑暗，至少应将光源设置在远处或者用迷你灯等，有必要控制光亮**。在这以后，我告诉护士哺乳时不需要开灯，因为没有准备迷你灯，所以稍微打开床边的窗帘用病房的应急灯作为照明即可。

英国莱斯特大学的研究表明，深夜喂奶会让婴儿在短时间内清醒。如果添加辅食进入正轨，可以取消深夜喂奶。

深夜不换纸尿裤也可以

　　母乳或者奶粉流入空胃中，就会促进大肠的蠕动和排便。尤其是对新生儿或者月龄较低的婴儿来说，其粪便是不成形的，也有可能会流出来，不得不更换纸尿裤。**深夜不得不更换纸尿裤时，不要打开卧室的灯，想办法打开对面卧室或走廊的灯，不要将光源直接摄入孩子的眼睛。**

　　当孩子逐渐能区分昼夜，粪便也开始成形后，请扔掉"纸尿裤一定要更换"这种强迫性观念。妈妈通常会认为粪便和尿液会导致纸尿裤潮湿，影响孩子睡眠或者哭泣，然而除了棉布的纸尿裤外，现在的纸尿裤都是高性能，稍微有一点粪便并不会影响睡眠。

　　相比之下，孩子深夜被脱掉纸尿裤，并且用稍微有点凉的湿巾擦拭屁股，再穿上纸尿裤这一系列行为反而更有可能会影响孩子睡眠，强行关掉了孩子的熟睡开关。

　　如果深夜需要更换纸尿裤时，不要跟孩子说"宝宝，我们换纸尿裤吧"这类的话，**整个动作要默默进行。深夜哺乳时也可以不说话**。不要对孩子说"早上好！"虽然小孩子并不知道"早上好"的含义。这也是不重视孩子生物钟的喊话方式吧。妈妈要注意，不要让这些话语在无形中影响孩子的五感，让这些话在深夜形成一种习惯。

"只是孩子的梦话，妈妈却判断为夜啼而将其抱起来"，这种行为会导致孩子的熟睡开关关闭。"为了不让孩子起来继续大哭所以进行哺乳"，就因为这样，所以孩子才会排便。又因为"更换纸尿裤"，孩子的熟睡开关就会完全关闭，然后就不能马上入睡。如果这一系列变成习惯后，第二天、第三天也是如此，熟睡开关就很容易在夜间关闭。

既然如此，我认为装作看不见也可以，没有必要追求完美。即使稍微沾有粪便也没有关系。你甚至直接决定"深夜不更换纸尿裤！"也可以。

如果在早晨深睡眠时被叫醒的话，就需要一些时间缓解睡眠惯性，也就是所谓的"睡迷糊"的状态。婴儿的话，如果总是哭着起床，可以说有很强睡眠惯性。

不要强行打开窗帘叫醒孩子

在各种各样的书籍、网页、地区的通知或者杂志上可以看到这样一段话："早晨在固定的时间打开窗帘"。但是，请不要相信。这样反而妨碍了孩子的睡眠。

早晨的睡眠基本上是浅睡眠，但是即使说是"浅"，这其中还会存在时浅时深的睡眠状态。然后，处于最浅的睡眠状态时人们就会自然清醒，感慨一声："啊～睡好了"！无论大人还是小孩都是这个状态。

因此，**打开窗帘强行叫醒孩子的行为，有可能剥夺了孩子在1分钟之后自然醒的机会**。所以不要着急也不要慌张，不要打乱孩子的睡眠节奏，让孩子好好睡觉。婴儿不需要早起去上学或者上班，所以没有必要慌慌张张地叫醒孩子。妈妈需要准备上班时，请在孩子睡醒之前做好准备。

另外，在第1章中提到过，夏天和冬天的日出时间相差2 ~ 3小时。如果不分季节，每天都在同一时间叫醒孩子，就等同于强行关掉孩子的熟睡开关。

如果母子在同一房间睡觉时，为了起床很多妈妈都设置了闹钟。孩子不会被闹钟的声音吵醒吗？

即使没有被闹钟吵醒，睡眠也会不自然地变成浅睡眠。对孩子并不是没有任何影响。

如果自然醒的时间比第1章中大概决定的起床时间推迟2 ~ 3小时，生物钟有向后推迟的可能性。如果出现这种情况，与其改善起床时间，还不如在其他方式上下一些功夫，比如在中午多晒阳光浴、白天增加对身体和大脑的刺激或者睡觉前好好泡澡等。

不要打断下午3点以后的午睡

各种各样的杂志中常记载着一种理论——婴儿下午3点以后的午睡会影响夜间的睡眠。这种理论不适用于1岁以下的婴儿。相反，叫醒睡眠中的孩子才是大问题。

孩子在这个时间还在睡觉，有可能是因为玩得太累了。无论怎样，婴儿需要睡眠所以才会午睡。

孩子午睡时，睡眠也会时浅时深，如果中途在深睡眠时叫醒孩子，起床的状态会变差。

当孩子1岁左右时，上午的午睡时间会向后延迟，吃午餐前睡午觉，然后从较晚的时间（例如14点或15点）开始再进入午睡。如果掌握了这个情况，我认为就没有必要强行叫醒孩子了。

孩子如果在吃午餐的时候睡着，有可能是因为上午没有得到充足的睡眠时间。但是，如果从这个时间开始午睡，午餐时间就会向

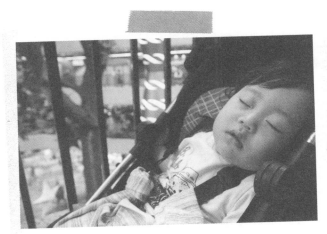

想睡多久就睡多久吧

后推迟较长时间。这种情况下，先用凉水给孩子洗手再吃饭，孩子会变得稍微清醒一点。虽然在困倦的状态下吃饭对消化吸收并不好，但是只要吃进去一定量，进食量稍微减少也没关系，然后立刻让孩子睡觉。

我反复强调过，消化系统的生物钟非常重要，尽量不要打乱。然而，这种状态的大部分问题是因为没有得到充足的睡眠时间。从第二天起，让孩子在合适的时机好好睡觉。

熟睡关键

根据托育机构的不同，需要上午午睡（午前睡）的年龄（0~1岁）却没有了午前睡，结果导致没睡够午觉的孩子在吃晚餐前就睡了。*

在幼儿园的午睡和日光浴的问题与对策

我给大家讲述一件在我儿子还是婴儿时发生的事情。当时我去参观了好几家幼儿园，中午11点左右参观时，1岁半的男孩子在没有阳光的房间里一个人玩玩具。我询问了幼儿园的老师，老师告诉我其他孩子都出去散步了，但这个小男孩却在大家去散步前睡着了，所以没有去。于是我继续询问："下午也会出去散步吗？"老师却回答："不，下午大家在室内玩游戏，所以不会外出。"

午睡很重要。但是，晒太阳的机会也非常重要。虽然特意叫醒午前睡的孩子并不好，但是我希望为了孩子，给孩子们制造一天一次晒太阳的机会，尤其是上午的日光浴。

例如我的儿子，11月龄左右时我将他托付在一家幼儿园。上学之初，有一天老师对我说："孩子上午有些困倦，但是我们努力没有让

*编者注：由于日本与中国国情不同，我国0~1岁孩子有这种问题的较少。

熟睡关键

相反，如果把2～3岁的孩子托付给幼儿园，下午午睡（午后睡）的时间过长或是被强行要求午后睡是有问题的。结果很容易造成晚上睡不好、熬夜、早上起不来等问题。

他睡觉，吃完午餐以后才让他和大家一起午睡。"那天回家后，傍晚他就开始大哭，然后哭累之后就睡觉了，导致晚餐时间被推迟。

第二天，我告诉老师："大部分1岁半左右的孩子，还需要午前睡。"并要求"困倦时请不要叫醒孩子直接让他睡觉吧。"但是，如果在上午的阳光浴中放任不管就会带来困扰。我还告诉老师"如果是在10点开始的日光浴，把孩子叫醒我都会非常感激。如果在大家乘坐的婴儿车上睡着了，请让孩子继续睡觉。"

在出现问题时提出要求后，老师的回应也出乎意料地快。这样以来，孩子可以一边晒太阳一边午睡，接回家后也会精力充沛地吃晚餐、洗澡，然后顺利地进入睡眠。

幼儿园老师少、工资低、过度劳累等——由于存在各式各样的问题，妈妈也不能不负责任地将建议强压给老师。**但是如果妈妈和老师都有常识的话，对于午睡的态度确实会发生改变。**我想妈妈们可以和现在托付的幼儿园进行一次交谈，探讨怎么才能更进一步改善或有什么更好的措施。

2014年九州大学的研究表明，由于婴儿的晶状体（调节眼球屈光的器官）的透明度比成人高2倍，所以夜晚的光线会影响孩子睡觉。

不妨碍睡眠，让你变高明的看电视的方法

电视或许是一种学习媒介，但是看电视的方式需要注意。为了不妨碍睡眠，规定看电视的时间会更放心。

当然，**众所周知，睡前看电视并不好。**

对于成人来说，从晚餐开始到洗澡睡觉，我建议大约4个小时完成。如果睡前1小时洗澡，就可以有2～3小时的时间看电视。

另一方面，对于孩子来说从晚餐到睡觉并没有多少时间。例如从18点开始吃晚餐，想要在20点半睡觉的话，大约从18点半到洗澡时间只有1个小时的时间。

这个时间段，大部分妈妈都想洗碗等，所以有很多家庭让孩子一个人看电视。但是这个时间段，向窗外望去会发现太阳已经降落，环境逐渐变黑。这时让孩子在明亮的客厅看电视，影响孩子睡眠的可能性会增加。

熟睡关键

也有报告称，看过久电视由于受到过度的声音和光的刺激，大脑控制语言领域的部分会发生萎缩。

特别是对于月龄较小的婴儿来说，通过看屏幕画像来提高脑部活动的刺激过于强烈。如果从这个角度考虑，**选择在晚餐前看电视比较好**。上午或中午应该优先考虑在室外太阳光下玩耍。

看电视的时间长短也是让人烦恼的事情。

2007年美国华盛顿大学对1008位婴幼儿（2～24个月）进行调查，8～16个月的婴儿每天通过观看视频光盘（DVD）学习语言1小时以上，结果显示，婴幼儿的语言及认知能力的发展比较迟缓。17～24月龄的婴幼儿的实验结果并没有差异。

然而，还有研究表明，产后8～16个月的婴幼儿**每天10分钟以内的视听学习有助于语言能力的发展**。

另外，2014年美国密歇根州立大学的研究表明，短时间接触视频光盘（DVD）学习语言的婴幼儿比不接触的婴幼儿的语言能力更发达。所以需要根据不同月龄去考虑时长的问题。

孩子对父母经常持有的东西产生兴趣。如果父母依赖智能手机的话，首先需要解决这个问题。

对孩子的影响是成人的2倍！
正确使用手机的方法

　　事实上，孩子在哭泣时，很多人都会用手机或平板电脑给孩子放动画，作为轻松能让孩子不哭的方法。我自己虽然尽量控制不给孩子看手机，但是如果外出时孩子哭泣，我也会忍不住给孩子看手机，所以对这一点非常理解。

　　手机和平板电脑对婴幼儿的影响至今还没有明确的研究数据，但是比起电视，手机的蓝光强度更高，并且屏幕与脸的距离更近，所以光照的刺激会更大。和看电视一样，晚餐后或睡前尽量不要让孩子看手机。如果孩子没有手机会躁动不安，请考虑其他可以代替的方法。**蓝光对婴幼儿的影响比成人高2倍**。同时，要考虑造成孩子不看平板电脑就躁动不安的原因，例如从晚餐到睡觉的时间间隔较长或者天花板上的照明过于明亮等环境因素。

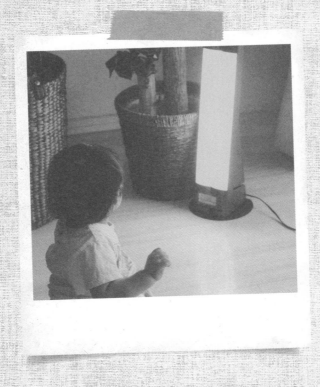

拥有即使连续的阴雨天气，也不会夜啼的儿子。

仿生太阳时钟灯是功不可没的。

放在餐桌上，一边吃早饭一边照射也不错，

放在地板上一边玩一边照射也很好。

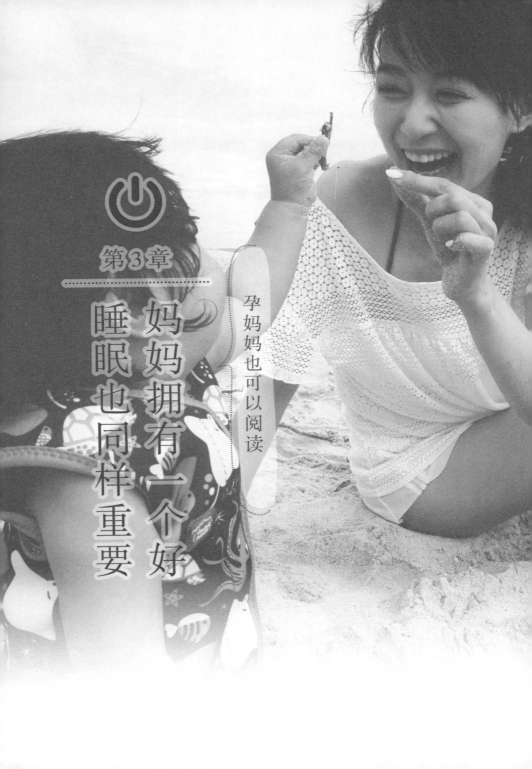

第3章

妈妈拥有一个好睡眠也同样重要

孕妈妈也可以阅读

⏻

据统计数据显示，日本成年人的睡眠时间是全球最短的。根据调查，2018年经济合作与发展组织（OECD）成员国的最短睡眠时间排行中，日本超过韩国稳居第一，比法国人的睡眠时间短了80分钟。当然，这样的成人生下的孩子睡眠时间也是世界第一短。

睡眠不足会导致大脑颞顶联合区的功能下降。也就是说，逻辑思维能力、决策能力和情绪控制能力下降。看着持续哭泣的孩子，妈妈也不能控制自己的情绪，有可能对孩子采取强硬的态度或者让自己变得抑郁，这样的例子数不胜数。

我经常听到这样的话："作为妈妈的我睡不好是因为孩子不好好睡觉……"确实，也有可能是这个原因导致的。但是，如果妈妈自身的睡眠质量提高，即使中间被打断也没关系。如果体温变化规律正常，自主神经平稳，血液流通也会变得顺畅，浮肿也容易消除，生长激素会促进皮肤的再生，皮肤也不易粗糙。脂肪容易被分解，易于形成肌肉。也不易疲劳，激素水平平稳，所以母乳也畅通无阻。总之，全部都是优点。

无论怎样，妈妈都会把孩子当作生活的主角，但事实上，你才是你人生的主角。妈妈自己的睡眠质量提高了，不仅对孩子，对丈夫也会变得温柔，照顾孩子也会变得更加收放自如。最后，整个家庭的睡眠质量都会提高，大家都带着微笑幸福地度过每一天吧。

让妈妈安睡的6个"最佳时间"

我们人类的生物钟决定了如何度过最有效的一天。睡眠、体温、消化、月经周期、激素分泌等都有各自的时间轴，并且这些功能各自发挥最大作用的时间也是固定的。

例如在消化系统完全准备好时进餐，营养成分就会输送至全身，不容易形成多余的脂肪。即使想在体温还没有完全升高时起床，也不能舒舒服服地醒来，这都是生物钟影响的。首先请妈妈确认好自己的各项"最佳时间"。

①起床时间

冬天日出时间较晚容易睡懒觉，夏天日出较早所以起床早，这对于身体来说是很自然的事情。**如果依赖闹钟，睡眠惯性（也就是睡懒觉）会变得更强，有可能让你不能彻底清醒。**也有可能被孩子的哭声吵醒。

孕妇知道自己必需的睡眠时间后，为了防止睡过头，把闹钟设定在大约10分钟以后就可以放心了。试着养成在闹钟声响起前10分钟自然起床的习惯吧。

孕妇可以利用某一天的休息时间，和往常一样的时间睡觉，记录自然醒的时间。这样就会知道自己大体需要的睡眠时间。

虽然有个人差异，但是也要保证6.5~8个小时的睡眠时间。夜间需要起来哺乳时，试着如果能再多睡一段时间身体会更轻松，确保夜间的睡眠总时长足够就可以。孕妇最好养成在闹钟声响起前就自然起床的习惯。

②就寝时间

如果确定了睡眠时间，那么就寝时间通过逆推计算就可以确定了。但是，并不需要给自己压力认为"就寝时间到了就要关灯睡觉"。

"我必须要睡觉"这种想法越强烈，反而会让你更精神，无法入睡。第3个最佳时间——放松习惯时间——需要准备15分钟，这就是入睡前的预备时间。并不是从就寝时间开始准备睡觉，而是提前做好入睡的准备。在前面介绍过，**并不是和孩子一起入睡，妈妈应该在适合自己的最佳时间就寝。**

③放松习惯时间

通过设置15分钟的放松习惯时间，让交感神经稳定放松。

预先打开空调或加湿器等调整周围环境并关灯，**做锻炼或点燃香烛等让自己放松**。虽然规定了"15分钟"，但是并不需要严苛按照这个要求。请怀着"随时都可以睡觉"的心情试一试吧。

④洗澡结束的时间

首先将卧室温度设置为夏天26℃、冬天20℃。卧室的湿度也调成适宜的程度。如果想让身体深部体温上升，洗澡结束的时间应安排在大约在入睡前1个小时。如果分2次迅速用淋浴洗澡或在40℃以下的浴缸中简单泡澡时，请在洗澡后尽快入睡。

如果1小时后还无法入睡，可以尝试仅仅将手脚用热水浸泡片刻，再一次促进四肢末端散热，这样有助于入睡。

⑤洗澡时间

洗澡时间可以从洗澡结束时间逆推而定。**如果按泡澡15分钟、洗澡10分钟，加上准备时间5分钟，那么就是第4个最佳时间**

的**30分钟之前**。即使外出吃饭回家较晚，只要在"洗澡时间"之前到家，就可以和往常一样正常睡觉。如果时间不够，根据洗澡结束的时间，至少手脚要在热水中浸泡片刻或简单进行泡澡等再睡觉。如果在意头发的味道，可以用吹风机的热风→冷风简单吹一下头发，会有去除味道的效果。为了提高妈妈的睡眠质量，和孩子一起提前洗完头发的妈妈，最好在睡觉前简单泡澡。

⑥晚餐时间

晚餐时间最好安排在睡觉前3个小时，但是消化速度和进食量因人而异。**关键在于早晨的食欲。如果早晨没有食欲，那么可以认为是晚餐的时间选择有问题**。如果入睡前3小时吃完晚餐，第二天早晨还有食欲，那说明没有问题。但是如果早晨没有食欲，那就需要减少进食量或者将晚餐时间稍微提前等做一些调整。

放松习惯并不是指懒散的放松，而是指降低自主神经中交感神经的活跃度，使副交感神经处于较活跃的状态的方法（这是我自己表述的），这是科学证明的方法，所以取名为放松习惯。

通过睡前的放松习惯时间来调整自主神经

我们通常会因为人际关系、工作或家务等容易让自己感到疲倦，使交感神经变得活跃，关掉了熟睡开关。所以每天给自己15分钟的放松习惯时间，打开你的熟睡开关吧。

想要简单轻松打开熟睡开关，我还是比较推荐使用薰衣草精油。其中所含的芳樟醇成分具有降低体温和血压作用，还可以降低肾脏和肾上腺中的交感神经的活跃度。有研究显示，下午5点以后使用精油比中午使用效果更佳，所以薰衣草精油是放松习惯时间必备品。

也可以将精油直接滴在枕头或者被子上，但是长时间使用后枕头容易变黄。将薰衣草精油滴在小型扁平的香氛石或者化妆棉上放在枕边也不错。如果不介意衣服发黄，可以适当滴在睡衣的衣袖上。

自主神经紊乱的人，大多数都会出现头晕、耳鸣、耳朵闭塞感。耳周围末梢血管收缩被认为是导致这些症状发生的原因之一。大脑在思考很多事情时，即使是头脑发热的状态，触摸耳朵却冰凉的情况也很常见。

一边感受芳香一边温暖耳朵效果更佳。充分温暖耳朵使血流通畅，活跃的交感神经会变得平稳。另外，末梢血管流通顺畅，深部体温也容易向外发散，有助于进入睡眠状态。可佩戴一个温暖耳朵的物件，推荐为助眠好物。可以用来当作耳朵的小被子。

如果没有这样的物件，可以将双手搓热，然后捂住耳朵，或者用手指尖在耳朵上像画圆圈一样按摩。

在呼吸方法上也要加强意识。以139页中介绍的"放松呼吸法"为例，降低心率，然后让内心镇定下来。

首先，请重复芳香疗法、暖耳朵和放松呼吸这几项内容吧。即使是肌肉紧张萎缩并且末端血管收缩的状态，交感神经也会缓慢变得平稳，血流变得通畅后肌肉也会放松。最后，你可以感受到身心的放松。

碳酸浓度因入浴剂而异。请尽量选择浓度在
60ppm以上的。这是因为60ppm以上才具有改善
血液循环的作用。

对深睡眠最有效的洗澡方法

大家都想在睡前让手脚处于温暖的状态吧。妈妈和孩子一样，也通过散发热量让体温下降才能进入睡眠。

明明泡了热水澡，手脚还冰凉时，有可能是因为洗头发时间过长导致脚趾的毛细血管收缩引起的。准备一个大号水桶一边泡脚一边洗澡，或者洗完头发再进行泡澡会更好。

洗完澡很温暖，但是躺在床上时却完全凉透了，这种情况下，可以缩短洗澡和就寝的时间间隔，或者调整室内温度不要太低，或者穿袜子、用披肩防止热量过度流失。

我可以肯定地说并没有寒性体质的人。只是在洗澡或洗澡后时间的度过方式上存在问题。只要做好对策，无论是谁都可以和冷寒症说再见了。

有两种泡澡的方法。一种是提高深部体温的方法。

\ 熟睡关键 /

可以自由使用15分钟的时间，例如用最初的5分钟放松四肢，接下来的5分钟刷牙，剩下的5分钟在更衣室涂上化妆水再泡澡，然后在更衣室涂上乳液再进入浴缸（即使这样泡澡的时间也要保证5分钟），我推荐这样的洗澡计划。如果在更衣室和浴池之间来回走动，血管会反复收缩和扩张，所以也可以期待更好的升温效果。

请在用温度计精准测量过的40℃的温水里浸泡15分钟。因为体温上升多少就会下降多少，最后你会被自己的睡眠深度所震惊。如果使用碳酸入浴剂，时间可以缩短5分钟左右。如果不能每天坚持，至少每周工作日1次和周末泡澡也可以。洗澡后容易变冷，所以请立即躺到床上盖好被子。

如果提前和孩子一起洗澡，妈妈在入睡前再简单泡澡或者只泡脚也可以。也许你会觉得麻烦，但是一定会因自己的深睡眠和入睡速度而感到震惊。

洗完澡后的计划安排是全身涂抹身体乳后穿好衣服，再吹干头发即可。

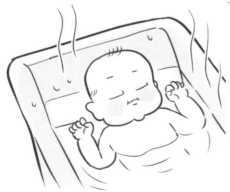

早餐吃红薯也是不错的。研究表明，薯类的淀粉是对生物钟复位有好处的食材。当今的红薯热潮，超市里一年到头都有很多已经蒸好的热腾腾的红薯。如果觉得做起来很麻烦，就前一天买回来作为第二天的早餐吧。

仅仅提前晚餐时间就能改变睡眠质量

用餐时食物的种类很重要，但是用餐的时间更重要。研究表明，即使是吃同样的食物，改变用餐时间，血液中的胆固醇含量就会产生差异。

用餐时间推迟后，消化时间和消化速度也会变慢，导致没有充分消化就进入睡眠状态，结果导致消化和睡眠都不够充分，第二天早晨有可能引发胃部不适或者食欲减退等……因为睡眠质量较差，很可能会导致睡醒后的状态不良。因此晚餐时间尤为重要。如果孕妇因为工作等耽误了晚餐时间，在外面用餐也没关系。如果是套餐可以要求减少大米饭的量，或者点一些蔬菜较多的菜品，也可以选择在家不方便准备的鸡肝等。

有孩子的妈妈总是优先孩子，只能在孩子睡觉后，很晚的时间才能吃晚餐。但是，请尽量在孩子洗澡前吃完晚餐。

提高妈妈的睡眠质量，既可以给孩子充足的爱心，母乳也会变

\ 熟睡关键 /

虽然午餐的时间也很重要，但并不如早餐和晚餐重要。请注意大概在11～14点吃完午餐。

得通畅。晚餐并不需要全部自己做，也可以请家政服务或者买一些小菜，请尝试过一种不需要太过努力的生活吧。

早餐请在睡醒后30分钟之内食用，如果有困难也尽量在1小时之内吃完。通过晒太阳身体的生物钟会传递"早晨了！"的信号，体温会逐渐升高，如果吃早餐，这种效果会更高。从上午充分提高体温，使大脑功能变得活跃，体温和行为都变得有规律，从而促进夜间的睡眠。

早餐推荐富含DHA（不能在体内合成，需要从食物中摄取的一种必需脂肪酸），研究表明，DHA可以让人体生物钟苏醒。食用鲭鱼罐头就可以轻松摄取DHA。加热冷冻的米饭，在米饭上面放上鲭鱼和前一天多准备出来的小松菜或菠菜，如果有芝麻可以撒上一点，这样美味的鲭鱼盖饭就做好了。

早餐也可以摄入能够合成睡眠激素所必须的蛋白质和维生素B_6。如果从早晨开始准备肉或鱼很麻烦，选择纳豆或煮鸡蛋也可以。鱼类、肉类、水果和蔬菜等都含有维生素B_6，但是如果这样太难，选择吃香蕉也可以轻松摄取维生素B_6。

如果每天都有噪声大概率会习惯，但并不是说习惯了就能改善睡眠质量。

实现"熟睡"的卧室的光·声·寝具

对婴儿来说也是一样，**卧室保持黑暗是基本的。不要打开天花板上的灯，光亮控制在从窗帘边缘射进来的微弱的光亮程度即可。**如果空调的启动光源晃眼睛的话，可以用纸胶带等遮盖住。闭上眼睛用手在眼前晃动，如果能感受到明暗的改变，那就说明灯光太亮了。如果"真的害怕漆黑的环境"，可以不打开天花板的灯，而改用脚下的光源，想办法不让光射入眼睛。

声音对睡眠的影响也比较大。有调查显示，打开或关闭开关的声音也会影响睡眠质量。如果介意外界施工的声音、汽车的声音、说话的声音等，可以使用双层玻璃窗或改用隔音窗帘等。如果改变这些比较困难，可以准备睡眠专用的耳塞，市面上很多地方都有售卖。**使用空调时，即使是夏天也不用更换成较薄的毛巾被。**因为虽然入睡时感到舒适，但是深部体温较低的早晨会因为寒冷而冻醒。

卧室环境检查要点

选择羽绒比率低或较轻的羽绒被

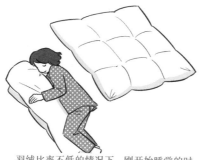

羽绒比率不低的情况下，刚开始睡觉的时候可以卷起来当作抱枕，为了让身体安定而使用，到了早上感觉寒冷时就可以无意识地把被子盖在身上。

睡衣选择100%棉的长袖长裤

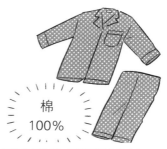

因为透气性好，所以夏天也能穿得很舒服。也因为可以吸汗、祛湿，所以要勤洗。

使用空调的时候要穿护腿袜

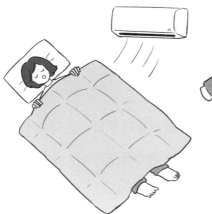

脚踝的脂肪和肌肉含量少，是特别易寒冷的部位，所以要好好保暖。

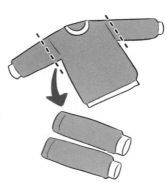

可以把想扔掉的卫衣的袖子剪下来代替护腿袜。

一直想着"睡觉"，反而无法入睡时的对策

经常会出现"想睡觉"却无法入睡的情况吧。这时**干脆想着"不睡觉也行"，闭上眼睛就可以。**

在这基础上，思考一些与睡眠完全无关的事情吧。可以想象自己喜欢的偶像。妊娠中或者产后的女性对丈夫或者异性的感情会变得淡薄，所以我认为可以想象产后与孩子见面的场景，或者与孩子共同的生活场景等都可以。如果过于开心反而会激动，所以准备一些可以轻松沉浸在其中的主题进行想象，如果每天能让自己"今天我要这么想象一下！"也会很好吧。

如果能进行自我催眠就更好了。也就是想象自己的身体不断地进入睡眠状态。光靠想象就能让平稳的内心更加安定，在不知不觉中就能进入睡眠。

自我催眠让身体进入睡眠状态

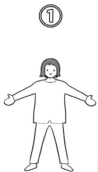

① 首先仰卧，双手双脚张开变成大字。

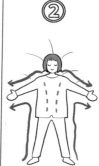

② 从脚尖开始，脚踝、小腿、臀部、腰、背、肩膀、肘部、手指尖逐渐放松力气，给人一种沉入床中的感觉。

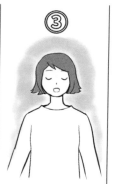

③ 头部的重量逐渐消失，眉间的皱纹消失，放松不要咬牙，张开嘴，想象着全身什么力气都没有了的状态。

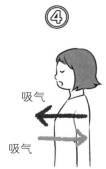

④ 感觉呼吸很舒服，吸气时胸部会扩张，会膨胀，呼气时胸部就会朝着身体的中心部位收缩。吸气的时候用鼻子吸，如果呼气的时候用嘴更轻松的话，就用嘴呼气。不断地让内心平静下来。

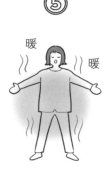

⑤ 右手渐渐温暖起来，给人一种沉入床上的感觉。然后转移到左手、右脚、左脚，给人一种能让额头凉爽、平稳的风吹过来，刘海轻轻地往上飘起的感觉。

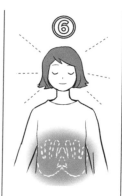

⑥ 给人一种有一双温暖的双手放在腹上的感觉。慢慢地升温，心脏的跳动变得更加缓慢，身心渐渐地放松。

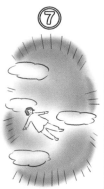

⑦ 不要停止呼吸，想象一下自己认为最舒服的地方，轻轻地浮在那里。

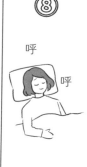

⑧ 回过神来已经睡着了吧。

115

可以考虑请家政服务，不用太过努力

婴儿，尤其是1岁以下的孩子是完全不会听父母话的。所以将这个信念作为大前提，不要认为"从一开始就能做好"。调整孩子的睡眠，不管多么努力也有可能不会按照教科书的方式发展。即使做了最大的努力也不会得到最好的结果。**事情总会有顺利和不顺利的时候，所以要有一个轻松的心态。**

我的学生中流行的一种比较有效果的方法是"把育儿比作游戏"。例如，"今天孩子一直一个人睡觉（哦耶！第一关闯关成功！！）"，"今天孩子一直哭我也没睡好（还是很难！明天再挑战！！）"等。这是一种可以娱乐还能积极向前的方法。

"不能太努力"并不只是体现在孩子的睡眠方面。在情况稳定之前，可以好好利用当地公办或民办的育儿服务中心。

\ 熟睡关键 /

实际上，我自己也请了保姆和家政服务。偶尔也能松一口气，做家务的时间减少，可以享受和孩子在一起的时光。为了妈妈的安心，请家政服务也是很好的事情。

　　家庭主妇或者休产假的妈妈，总是会自己一个人非常努力。但是我在想"不这么努力是不是也可以呢"？如果在亲戚或邻居还能帮忙的那个时代还可以，但是事实上，丈夫在上班，家里只有总是大哭的孩子和我两个人，无依无靠。不要想着全部一个人来承担。也没有必要认为"明明是家庭主妇还要花钱请家政服务"。现在是有孩子的特殊时期。当然也可以利用各种各样的政策扶持。

　　在国外，针对产后的专门咨询服务和育儿服务等育儿制度都有一定的发展。在最烦琐的时期，选择适应时代的方式，并借助周围的力量也是一个不错的选择。

　　如果妈妈们心态平稳，沉着冷静，孩子的心情也会变好，从而妈妈的笑容增加，孩子脸上的笑容自然也会更多。

　　爱心满满的拥抱时间增加，促进妈妈和孩子的催产素分泌，让他们更容易感受到充足的幸福感。妈妈不用牺牲自己来拼命努力，要减轻自己的身心负担。从妈妈开始，产生幸福的连锁反应吧。

请家政后想要更新探讨的各种家务

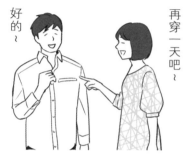

丈夫的白衬衫的清洗

一次一次送洗衣店太贵的话，穿两次再送去是不是也可以呢？只要挂在洗完澡的浴室里，味道也会减轻。

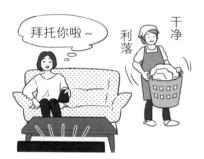

每周打扫清洗一次

如果家政人员来了，在这期间看喜欢的电影，也许可以放松片刻。

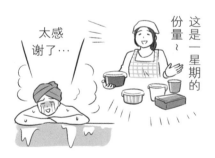

请家政人员做出一周的饭量

如果每顿饭都放在便当盒里，就不需要其他做饭的时间了，一个人洗澡的时间也许会变长。

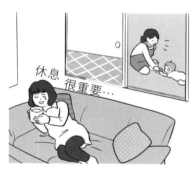

让家政人员照顾孩子一个小时

心情平静下来，也许可以对丈夫和孩子说话更温柔。

夫妻共同分担家务可以促进家庭和睦

我想大家对"产后危机"这个词并不陌生，产后危机是指生产后，夫妻间的误解和不满不断积累，爱情变得彻底冷淡的状态。

因为哄孩子睡觉时丈夫却在旁边的房间玩游戏或丈夫因饭局回家时间较晚等，妈妈变得烦躁不安也是情有可原的。不要用激素水平紊乱一句话敷衍过去，要采取具体的解决措施。

首先需要减少自己做家务的分量。可以减少至136页介绍的分量，也可以按照之前介绍的方法请家政人员帮忙。在这基础上，为了维持和睦的家庭氛围，需要制定一些规则让丈夫也帮忙做一些家务。

任何一方没有任何改变的话，是很难迈出第一步采取新的行动的。一起同居的时机、结婚的时机、怀孕的时机、生孩子的时机，如果同居或结婚的时机并没有把握住，那么怀孕或生产的时机就是与丈夫进行交谈的最佳时机。

千万不要只将情绪发泄出去。每天只会说"我很累！我想让你做这个，我想让你做那个……"这样有可能会被丈夫认为你是"母老虎"而被无视……

关键在于，首先要明确提出要求说："我需要你做XXX"。然后需要讲清楚3个具体的理由。1个或2个理由不一定会受重视。虽然并不需要3个理由，但是不允许失败。为了防止被拒绝，事先要做好充足的准备。

这3个理由，最好是从目前的自身立场出发或者以身体不适为由会更好。并且用第三人的理论，比如用"根据医生的诊断……"等这一类的话语效果会更好。

准备3个理由再提要求

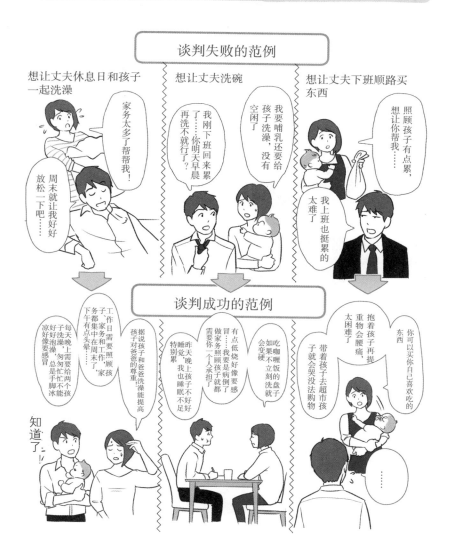

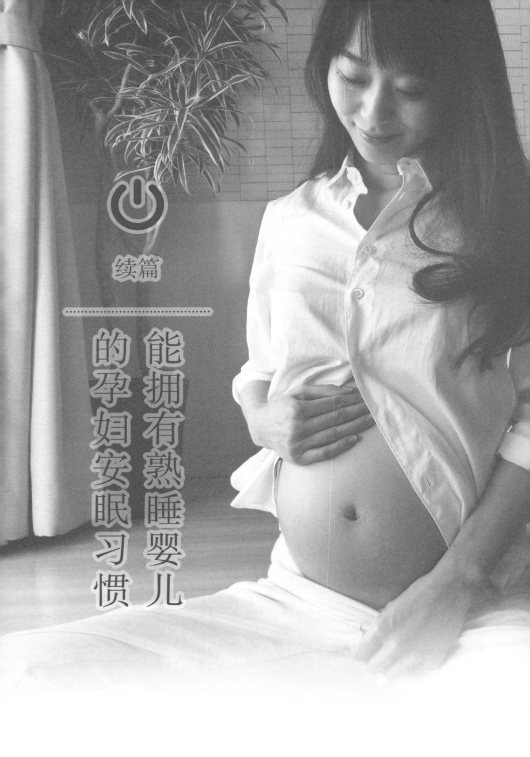

能拥有熟睡婴儿
的孕妇安眠习惯

⏻

我还记得知道腹中有了宝宝时我喜极而泣的场景。在腹中孕育着一个不是自己的另一个生命，并且知道他在每天不断地发育成更健全的人。这真是一个神奇的事情。与此同时，妈妈们也会担心"能不能好好成长呢？在中途万一心脏停止跳动了怎么办……"

女性妊娠后，身体中各种激素发生了天翻地覆的变化，时常会因感受幸福而激动、过度担心而烦躁不安、懒惰什么也不想做、上网查阅担心的事情到深夜等等。

这种心情我非常理解。但是，手机屏幕的光亮到深夜会抑制睡眠激素的分泌，睡眠质量变差，第二天早晨太阳升起后还在床上不想起床，导致生物钟紊乱。有研究显示，不同孕周生物钟紊乱对腹中的胎儿都具有一定的影响。

出现情绪波动是理所当然的，没有必要责怪自己。但是，因此生活习惯被打乱，自主神经紊乱或无法控制情绪时，最终有可能会导致无限的恶性循环。为了孩子和妈妈自身的健康，虽然不用太过克制，但是也请妈妈们适当地控制好自己的情绪。

"孕妇想睡就睡"的观点是错误的

将提高睡眠质量作为前提，身体会产生良好的变化。首先是控制自己的情绪。大脑的功能正常运行时，可以抑制不必要的言行并理性思考，可以提高积极性等。控制好情绪后，就不会过度担心腹中的胎儿，能够以平稳的心态，温柔地守护孩子的成长。

另外，深睡眠可以分泌适当的生长激素，促进身体修复和成长。妈妈身体分泌的胎儿成长所必需的激素水平也更加稳定。并且如果与内分泌系统息息相关的自主神经功能稳定，也更容易度过一个平稳的孕期。但是，事实上，孕期的睡眠问题却很多。请确认第102页介绍的"6个最佳时间"，要注意高质量的睡眠。

日本是世界排名第一的睡眠不足的国家。在这个世界第一睡眠不足的国家的孕妇也一样，睡眠质量并不高。如果妊娠初、中期的孕妇睡眠不足5个小时，引发高血压或妊娠中毒症的概率高于正常

\ 熟睡关键 /

产后就是以孩子为中心的生活。因为经常被孩子哭泣的声音吵醒，所以要自然醒是很难的。正因为如此，在怀孕的时候，不要用闹钟，不要用光亮，也不要用孩子的声音叫醒自己，要根据生物钟的节奏来感受"自然醒"。也许有些妈妈会因为舒适的起床感受而感动。

睡眠人群的9.52倍。另外，并不是只限于孕妇，正常人最好也保证7个小时左右的睡眠，这种情况下脂肪燃烧率会增加，抑制肌肉含量减少，不容易引起肥胖。

我想很多人在妊娠初期都不会向公司汇报自己怀孕的情况，并且会和往常一样继续正常上班。**明明身体中已经孕育着新的生命，已经不是"正常"的状态了，还要每天同一时间上班，认为这是"正常"的事情。**身体需要睡眠，然而，睡眠不足导致中午犯困是理所当然的。

因此在到家的一瞬间，就像关闭了电源，想要立即睡觉，经常会睡1~2小时才起来。然后，在较晚的时间才吃晚餐，生物钟向后推迟，熬夜，然后突然又开始担心腹中的孩子，于是上网查资料受到屏幕光亮的刺激……不断地恶性循环。当然，这对妈妈和腹中的胎儿都是不好的。

如果下班后感到困倦，可以用凉水洗手，让四肢末端的血管收缩。如果晚餐后感觉困倦，可以稍微提前洗澡，早点睡觉，保证更长的睡眠时间会更好。

区和市发行的面向孕妇的信息册、和孩子与孕妇专栏的杂志，还有医生和助产师都会提到"怀孕是特别时期，非常容易犯困，所以白天想睡觉的时候就睡觉好了。"所以，如果白天睡眠过多，晚上的睡眠质量就会下降，第二天白天又会犯困。

对于家庭主妇来说，很容易保证午睡的时间，所以也更容易掉入陷阱。相信大街小巷流传的"孕妇想睡就睡，孕妇是特别的"这种流言，白天想睡多久就睡多久，这种情况并不少见。

无论是谁，白天午睡时间太长都会导致夜间的睡眠出现障碍。一天的运动量也会减少，白天的体温无法升高，入睡后或第二天的起床状态也会变差。从怀孕到生产的这几个月，甚至在孩子出生后的几年时间里，都有可能受到影响。这真是一件令人感到恐惧的事情。

午睡的原则是下午3点前，不要超过15分钟。如果是正常的睡眠不足，午睡时间控制在10分钟，避免进入深睡眠的状态，睡前请准备闹钟。为了避免血压下降进入深睡眠，睡午觉时可以趴在桌子上或不要平铺躺椅。不管怎样每天傍晚都想睡觉的人，请将午睡当作每日的功课对待吧。

在任何情况下，改善睡眠才是最好的办法。

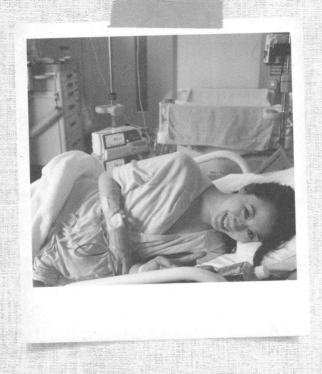

在产前的病房里。

马上就能与孩子见面的喜悦，让人心跳加速。

生孩子的时候，不知不觉用尽了全身的力量。

为了使副交感神经活跃，放松身体，准备了头皮按摩的

梳子、香薰机、加湿器、荷荷巴油等，

阵痛时还给我做了足浴。

\ 熟睡关键 /

仅仅因为"吃东西会变得轻松"这样的理由就拖拖拉拉一直吃下去的话，有可能会影响胎儿的发育。根据夜行性妊娠小白鼠的研究得出的结果，将怀孕老鼠经常下午8点吃的食物更换到中午12点投喂，提前了8个小时，那么胎儿的生物钟也偏离了5个小时。

"孕妇想吃就吃"的观点也是错误的

所谓的妊娠呕吐，在孕妇中很常见，很多人养成了少量多餐的习惯。

这其实是受到了各种媒体资讯介绍的"想吃的时候就吃"的不良影响。

确实，通过吃可以缓解妊娠呕吐。但是出现症状前，你确定睡眠时间是充足的吗？好好睡觉到天亮了吗？**如果没有在同一时间出现饮食欲望，那么有可能因为生物钟紊乱导致类似于倒时差时出现的恶心的症状出现。**

在早晨太阳升起时晒阳光，晚上日落后在黑暗中睡觉的生活节奏的基础上，保证在同一时间有规律的饮食，那么生物钟也会变得更加规律。

熟睡关键

女性在怀孕大约15周时，50%～90%的孕妇会产生恶心、呕吐等消化系统的不适的症状，其原因各种各样，其中最大的原因是hCG激素分泌水平导致的。这是为了保持怀孕而分泌的激素，会提高基础体温。因此，在睡觉前，深部体温很难下降，睡眠质量会下降。

另外，洗澡也能有效减轻妊娠呕吐。

怀孕初期hCG激素（详情参照熟睡要点）分泌旺盛时，会和生理期前一样出现高温期（基础体温较高的状态）。晚间体温不容易下降，没有明显的体温差，所以睡眠质量会下降。

在40℃以下的温水中慢慢泡澡可以有效抵抗这种激素的作用。让副交感神经更加活跃，延缓心率，降低血压，调理出容易入睡的身体状态。

如果没有精力泡澡时，在洗脸池中放入热水，浸泡双手也可以。

如果浴缸中有温水，刷牙时可以挽起裤腿一边刷牙一边泡脚。末端血管扩张促进散热，深部体温就会充分下降，然后立即上床睡觉。

为了防止睡眠激素分泌减少，中午要充分晒太阳，晚间调暗灯光，要记住不要看手机到很晚。

腹中的胎儿从妈妈那里接收到昼夜的信息，这和胎儿的成长有着很深的关系。当然，外面的光线并没有照射到漆黑腹中的胎儿身上。据了解，胎儿接收妈妈睡眠激素的器官在妊娠17周（妊娠第5个月）左右就具备了。

在胎儿的大脑中灌输夜晚的概念，防止夜啼

据我所知，胎儿并不通过眼睛，而是通过大脑感受光源。

白天，阳光射入妈妈的眼睛，这个信号传递到大脑，夜间就会在血液中分泌促进睡眠的激素。这种睡眠激素通过胎盘传递到胎儿。另外有研究显示，妊娠35周开始胎儿能通过眼睛感知光源。

胎儿也有自身的生物钟，具有接收妈妈分泌的睡眠激素的感受器。夜间通过接收睡眠激素，胎儿就可以确认"现在是夜晚"。

相反，早晨的阳光刺激妈妈的大脑，抑制睡眠激素分泌，胎儿就可以确认"现在是白天"。胎儿从这个阶段开始，通过区分昼夜调整自己的生物钟。如果这个过程顺利的话，可以有效降低出生后婴儿不分昼夜哭泣的概率。

熟睡关键

大部分婴儿都会早起，所以最好从孕期开始培养早睡早起的习惯。

但是如果是上夜班的人或者国际航班的空乘人员等，即使有意识地调整作息，但由于工作需要，胎儿接收光的信息也会变得紊乱。这产生的影响超乎想象的严重。事实上，有研究表明，长期这样容易造成低体重儿，早产、流产的概率也会增高。当你知道怀孕后，尽可能将工作调成白天上班的工作吧。

对于白天工作的人，外界环境变黑后将室内的灯光调暗，养成睡前不看手机的习惯，很快就能让促进睡眠的激素适当分泌。

据研究显示，早在妊娠第6个月（22周）时，胎心的跳动频率随着昼夜更替而发生改变。

妊娠第5～6个月属于稳定期。妈妈已经习惯了妊娠的状态，所以容易在工作或个人的事情上做一些稍微过分的事情。

但是，从这个时期开始是胎儿生长发育的重要时期，所以重要的是晚间不要开灯照射到很晚，早晨不要拖拖拉拉睡懒觉，需要充分晒太阳。

例如，在澳大利亚，孩子和大人都提早结束工作，18点左右全家围着饭桌吃饭，23点前睡觉，很多人都有规律的生活。大家都知道睡眠的重要性，也把它传达给孩子们。

按时吃饭是为了腹中的胎儿

日本与其他国家不同，有数据显示，日本人下班时间晚，晚餐时间也比较晚。事实上，很多孕妇都想"全部工作结束后，慢慢享用晚餐"。因为我以前也有这个想法，所以我能理解。但是，这种习惯给生物钟带来很大的影响，睡眠质量下降，使第二天的工作积极性降低，结果又不得不加班工作，这样以来就容易造成恶性循环，存在一定的风险性。

因此，**即使是加班，也要先吃晚餐。**

现在，孩子就在你的腹中。有研究表明，饮食时间不规律，就不能将昼夜信号很好地传递给孩子，成为影响孩子发育的原因。很多妈妈认为妊娠后给周围添了不少麻烦，但是我认为需要再重新思考，你的人生是为了谁而活的。

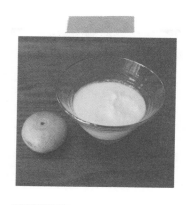

早晨起床时没有感觉饥饿的人，在生物钟形成之前选择易消化的食物吧。

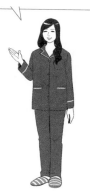

顺便说一下，如果早晨起来时没有饥饿的感觉，无非是吃晚餐较晚、晚餐吃的量较多或者睡眠不足这几种原因导致的。消化系统没有得到充分的休息，所以重要的是需要更改晚餐时间和种类，从而提高睡眠质量。

因为"早餐重要"所以勉强吃早餐反而会引起消化不良，本末倒置。在生物钟形成之前，可以选择酸奶或者水果等不造成消化负担的食物比较好。

研究表明，热量从母体传递到胎儿是很危险的。据很久以前对老鼠的研究报告表明，如果把母鼠的体温提高1.5～2.5℃，比胎儿老鼠的体温高的话，发生畸形的可能性会上升。

运动锻炼不要太过也不要太少

腹中胎儿的深部体温比妈妈高0.4～0.6℃，根据母体体温的变化而变化。然后，热量从胎儿传递到母体。如果相反，**母体的体温较高，热量从母体传递到胎儿是危险的信号。由于过度运动导致母体的深部体温急剧上升，有可能会对胎儿造成不良影响。**

但是适量的运动，可以促进血液流通，减轻身体的疲劳、疼痛和浮肿等。也可以转换心情，是值得推荐的好习惯。为了拥有高质量的睡眠，**特别是傍晚时的运动能将向后延迟的生物钟向前调节，还可促进体温调节，有很多的优点。**

我推荐早晨一边晒太阳一边稍微绕行至车站，或者傍晚去超市购物时稍微加快脚步等，这些在日常生活中都可以做到。以心率略微加快为标准进行运动。

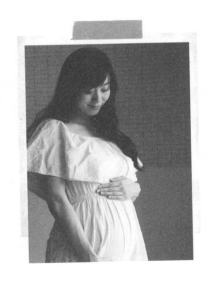

　　即便这样，任何事情都存在个人差异。孕妇在进入稳定期后，最好在医生的建议下，进行孕妇专门的锻炼项目或徒步运动。

　　我自身的情况是进入稳定期后，为了不让臀肌松弛，傍晚会做下蹲运动。然后在日常生活中，一边收紧盆底肌群一边打扫浴室或厕所、擦拭窗户等，我把这些家务当作运动来做。

　　每月产检时，我都会去附近较大的公园再到车站，徒步1小时左右。在徒步过程中可以晒充足的阳光，呼吸新鲜空气，欣赏花草随季节的变化等，也会和腹中的孩子说话。

事实上有很多无用功！减少8成家务

　　每个人每天的时间都只有24小时。如何使用时间是根据每个人的价值观而定的。即便如此，也会出现"没有时间好好泡澡！"或者"睡前根本没有放松的时间！"这样严重的问题。需要立即想出相应的对策。

　　因为"没有时间"，所以按照"怎么才能有时间"的思路思考，就会想到如何掌控家务了吧。**缩短时间很重要，但是"产生时间"也非常重要。知否有不需要做的家务呢？**

　　首先是洗衣机。目前使用波轮式洗衣机的人，是否考虑更换为滚筒式洗衣机呢？使用滚筒式洗衣机的干燥功能，就省下了晾衣服、收衣服的时间。有人担心"干燥对衣服布料有损伤"，但是现在的技术已经进行了改良，并不会损伤衣服。如果在意，可以将不想干燥的衣物集中在周末清洗晾干。

熟睡关键

有数据显示，53.6%的家庭主妇、57.9%的双职工家庭使用带干燥功能的洗衣机。虽然这么说，但是很多人即使用滚筒式洗衣机也不会全自动干燥。有数据显示，实际使用干燥能力的人不到1成。

※ 根据2018年日本SOFTBRAIN・FIELD公司1756份调查问卷显示

　　如果每次叠衣服感觉疲倦的话，可以准备丈夫专用・自己专用・孩子专用的箱子分别干燥，然后直接叠起来就可以了。毛巾只要对折一次后直接放入柜中就可以。现在是非常时期，所以不用所有事情都做到完美，差不多就可以了。

　　我认为洗碗机也是可以拥有的。有一位学生，每天工作到晚上10点多，饱受口腔炎和月经痛之苦。当她意识到时间是不能用金钱购买时，购买了一台洗碗机。因此拥有了自己的时间，从做家务的痛苦中解放出来，睡眠质量也提高了。

　　使用洗碗机的人，日常是否还在使用"不能放进洗碗机的器皿"呢？放进洗碗机前的冲洗和需要手洗的器皿也会占用妈妈一些时间，所以效率并不高。所以，**干脆把所有器皿都换成能放进洗碗机的类型呢？在妈妈身体调整过来之前，不妨使用一次性纸盘或者在盘子上铺一层保鲜膜再放食物等，减少洗碗的工作。**

　　在现在进行的家务中，是你自己给自己规定了"不做不行"的家务。如果因此而感到烦躁的话，不是很奇怪的事情吗？这样的心烦意乱会通过激素传递给胎儿，有可能会造成不良的影响。为了能心平气和地度过每一天，首先要质疑"必须"要做的事情。

即使烦躁也会安下心来的呼吸方法

妊娠时期体内的激素水平发生了很大的变化，事实上更容易倾向于烦躁不安或者抑郁情绪。但是，**造成烦躁不安的最大原因是生活节奏的紊乱。**大部分案例都是身体向不好的方向发展，因此对内心造成不良的影响，形成恶性循环。因此，首先需要提高睡眠质量，调整生物钟。

并且，内心出现抑郁情绪或烦躁情绪时，要自己表达出"现在我压力很大"！并用双手拍打脚底。

从口中将情绪表达出来，再用耳朵接收信息。拍打脚底是为了活动手腕的筋骨，将刺激传递给大脑。通过这种刺激，让大脑知道"要继续开始另一件事情"，提高自觉性。

然后，**请先尝试右侧页介绍的"放松呼吸法"。**

放松呼吸法的步骤

第①步

首先，调整能呼吸的姿势吧。尽量在安静的地方，以轻松的姿势坐下。手掌向上会比较省力。从头部到脚尖，尽量放空身体的力量。

第②步

"呼～"一声吐完气后，用3秒吸气，再用3秒呼气。在这3秒内全部呼出，再全部吸进去。反复并习惯这种状态。

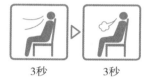

3秒　　　　3秒

第③步

用3秒吸气，停止呼吸1秒，再用4秒呼气。与其说是屏住呼吸，不如说是身体中充满了空气的感觉，直到习惯为止。

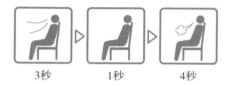

3秒　　　　1秒　　　　4秒

第④步

用3秒吸气，停止呼吸1秒，再用5秒呼气。有难度的话就回到第3步，习惯后再重复第4步。如果以1分钟内呼吸6次为目标的话，呼吸一次需要10秒。以此为目标，在适当增减的同时探索舒适的秒数。在习惯之前多重复几次。

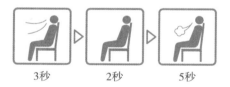

3秒　　　　2秒　　　　5秒

第⑤步

以第4步为目标，闭上眼睛，在心中一边计数一边呼吸。如果找到感觉以后，就不用继续在心中默念，愉快地反复呼吸即可。

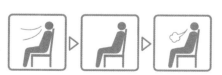

只要简单地轻轻按压眼球，就能使心跳频率降低而放松。请将双手无名指轻轻地压在闭合的双眼上，反复进行1～2分钟的放松呼吸。

内心不一定完全由自己操控。但是大多数人都能将内心的想法付诸行动。如果将内心所想的事情付出应有的行动的话，心情也会变得轻松。在家中出现这种状态时，换一个环境，尝试到外面做"放松呼吸法"吧。如果在办公室，可以去卫生间，从卫生间的窗户望着窗外呼吸也不错。与丈夫或者家人吵架说一些"气话"后，血压会变得更高，交感神经受到刺激后也会分泌肾上腺素。

选择外出也不错。为了转换心情去超市买东西也不错哦。从产生压力的场所逃离并不代表逃避，而是正确应对压力的方法。在这种情况下，轻微运动或锻炼身体等，缓解压力状态下的身体吧。

另外，出现这种心情的时候，泡澡时间可以比往常更长一些，睡前的放松时间也要适当延长。取出为了"特别的日子"准备的香薰蜡烛，或者使用比较贵的身体乳，享受其香味和触感也不错哦。请在这样"特别的日子"，用比平常更多的时间关照自己。

\ 熟睡关键 /

父母和亲戚教给我们的都是几十年前的育儿经验，会让很多妈妈因此而感到烦躁。虽然知道这些"都是为我们好"，但也的确因此才更有压力。

☾ 没有必要回老家生产

我没有回老家生产。因为我认为没有这个必要。首先我们的老家都在日本关西地区，即使产后1～2个月可以在老家度过，但是之后还要乘坐新干线回到东京。电车，并且是新干线，如果带着颈部还不能挺直的婴儿都会让人感到不安。如果哺乳的频率没掌握好，有可能会更麻烦。

虽然产后的小孩睡觉时间长，但是1～2个月后哭泣的次数也会增加。在最需要帮助的时期，因为从老家回来，突然没有了家人的帮忙。这样反而会更慌乱。即使每星期请几次育儿师，除此之外还是靠你自己一个人。要知道想要习惯只有妈妈和孩子两个人的状态是需要时间的。

孩子也一样，好不容易开始习惯了老家的床，又要改变地点，需要孩子重新去适应新的环境。我认为这是一种多余的压力。

同时，妈妈还会担心在生产时丈夫不能及时赶过来，同时也会有与丈夫两地分居的寂寞。

如此看来，倒不如不回老家，在自己家会不会更好呢？**如果你认为回老家会让自己和孩子的生活会变得轻松，那么就选择回去。如果回老家可能会给自己带来更多的麻烦和压力，那么选择离家比较近的产院生产会更好。**

对于我来说，我很庆幸选择离家比较近的产院生产。我请双方的家长分别来照顾了两天，帮忙做了一些做饭和打扫等家务。同时，我还申请了地区的育儿服务，做了充足的准备，所以自己在产后的1个月里不需要做任何家务，得到了很好的休息，对我来说育儿和家务并没有很困难。

如果从一开始就决定"一个人照顾"，那么就做好充足的准备，妈妈和孩子都能尽早调整好睡眠。这是不回老家生产的最大优点。因为每个人的价值观不同，所以没有什么事情是绝对的，如果你还在犹豫在哪里生产，那么请好好考虑吧。

各月龄&年龄的睡眠倾向和对策

我和孩子的
熟睡日记

虽然已经介绍了打开熟睡开关的方法，但我自己也不是全部都能顺利地进行。下面为大家介绍我和我的儿子一直到可以熟睡前的回忆和各月龄时的熟睡要点。供您参考。

新生儿时期

新生儿会出现双手双脚突然伸展的原始反射，可能会妨碍孩子的睡眠，所以有卷带会更放心。虽然刚出生的婴儿防御紫外线的功能较低，仍然要让孩子晒太阳，隔着纱帘也可以。新生儿的听力比视力更发达，所以妈妈要将脸靠近孩子并且跟他说话，或者给予阳光的刺激，让孩子形成规律。

我和孩子的熟睡日记——产后

我亲爱的儿子，妈妈每天都很幸福。但是，明明准备了很多，却依旧按照助产师的时间点进行哺乳和睡觉。现在回想起来，一定还有更轻松的方法……

例如，深夜哺乳后，因为孩子不能马上睡觉，我尝试了很多抱孩子的方法，一直在医院的走廊徘徊……

因为是4个人的房间，担心"吵醒别的妈妈"，深夜孩子哭泣时就立即抱起来，或者换个位置，直到孩子睡着一直在努力。我很想质问当时的自己，为什么有"房间里有其他妈妈可以交到朋友应该会很开心"这样的想法……

我的儿子还不知道如何自己睡觉。如果能回到那个时候，我不会再选择抱起他让他安心睡觉，我会想办法让他知道在床上睡觉更安心。

我和孩子的熟睡日记——出院后1周

没有记忆也没有记录。但这周是调整我和孩子生活的重要的一周。

因为没有回老家生产，所以利用了地方的各种政策。在可以免费进行育儿家政的服务中心做了登记，请他们一星期来一次，帮忙做好一周的饭菜。

请救助中心的人也一周来一次，帮忙打扫房间。不需要全部自己一个人去努力。

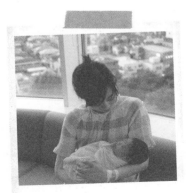

我认为没有必要在有压力的情况下特意回老家生产。因为我可以自由自在地生活，虽然也有些苦难，但是对于我来说，非常庆幸没有回老家生产。

我和孩子的熟睡日记——产后1个月

这个时期我做了最不应该做的事情，那就是在我睡觉之前22点左右叫醒孩子进行哺乳。虽然没有开灯，只是稍微打开窗户通风或者用手触摸孩子身体等，但的确把孩子叫醒了……

真的是不应该这么做——我也是这么指导学生的——但是我却在干什么呢。

这么做会导致孩子夜啼习惯的养成，而且叫醒孩子会导致其免疫力降低。虽然我头脑中记着这件事情，但是产后的大脑有些迟钝，还是选择了眼前最省力的方法。自我反省。

在产后28天时，"啊！"的一下，我回归了自我。

我停止了以自我为中心在22点左右叫醒孩子的坏习惯，让孩子想睡多久就睡多久后，孩子夜间能够连续睡觉8个小时，偶尔也会延长至11个小时！万幸的是他并没有养成22点左右醒来的习惯，但是偶尔还是会责怪自己，孩子出生后，在最需要长身体的时候叫醒孩子。

但是，凡事要向前看，我不会忘记我发誓的那一天：绝不能妨碍孩子的睡眠和生物钟。

1个月

孩子开始转动眼球看各种各样的东西，用眼睛观察移动的事物。一直握拳的手张开的时间变长，手脚的运动也越来越活跃。因为运动量增加，所以更能区分昼夜了。白天抱到阳台或者玄关前，让孩子感受外界的阳光和空气吧。

我和孩子的熟睡日记——产后4周零3天

从这个时期开始，让孩子躺在床上轻轻拍打孩子的身体，即使哭泣也不要抱起来继续拍打。时间是40分钟。当时我以为我成功了，但事实上时间还太早……

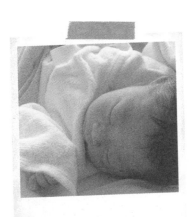

不论人类还是动物，不在安心的地方是无法入睡的。对于从出生开始就喜欢在我怀里睡觉的儿子来说，强行让他在床上并用轻轻拍打的方式让他睡觉我觉得很可怜。而且用了40分钟，也就是让我的儿子在不愉快的情绪中度过了40分钟。

在我的认知中只想着让儿子在床上睡觉，并不需要抱着，但是，与此相比，我感受最深的是要相信儿子的睡眠节奏，睡觉起床的过程才是重要的。

不要错过入睡的时机，只要想着让孩子睡觉这个事情，即使是抱着孩子，入睡的时间也会变快。首先，要专注于让孩子知道"困了→感到安心后就可以睡觉"这件事情。我也是这么指导别人的，所有理论也都记在大脑中了。但是当时好像并不能正常思考。我要提高我自己的睡眠质量。

2个月

孩子可以用手抓住某些东西，通过按摩手脚增加一些刺激吧。孩子从沙发、婴儿床、父母的床跌落的事故经常发生。不要以为还不能翻身就放心地放在父母的床上睡觉。睡觉时婴儿床的围栏也要固定好。不要让孩子在沙发上睡觉。

我和孩子的熟睡日记——8周零4天

明确了一件事，就是孩子在晚间睡觉前即使是少量的喝奶也可以睡觉。

并不是因为孩子喝足了奶才能长时间睡觉，而是因为是夜间，也就是说，这个阶段给我的感受是孩子已经可以明确区分昼夜了。

我和孩子的熟睡日记——10周

之前只能在床上午睡30分钟左右，但是现在可以睡2个小时左右，时间延长了。中间睡醒过几次，但是还能自己继续睡觉。开心。

3个月

在妈妈的监视下，让孩子俯身，锻炼孩子的背部肌肉。

运动量增加，体温调节变得规律。孩子可以双手合拢，逗他会笑，原本"不愉快=哭泣"的表达方式转变成用喃喃自语表达自己的意志。白天用婴儿车出行，或者在窗边晒太阳等，这样就更能区分昼夜了。

我和孩子的熟睡日记——2个月零4周

孩子有时可以从晚上19点半一直睡到凌晨4点。

深夜睡醒时，哺乳后直接放回婴儿床上，我再回到自己的卧室躺下。孩子偶尔也会在分开片刻后想找妈妈而哭泣，但是不知不觉中也就睡着了。可以准备几次这样的机会。

4个月

孩子俯身时的活动量逐渐增加，有些孩子睡觉时开始翻身了。喜欢用手抓东西并放入口中。经常转头看移动的事物或者用舌头舔一舔手里的东西调查"这是什么"。给孩子看各种各样的东西刺激他的认知和好奇心吧。让孩子俯身，从身后由远到近用发声玩具吸引孩子，同时锻炼孩子的背部肌肉也不错哦。

我和孩子的熟睡日记——4个月

开始在孩子睡觉前通过轻轻拍打的方式哄孩子入睡。结束抱着入睡的睡觉方式。最开始虽然用了几十分钟，之后这个时间会逐渐缩短。很有成就感。

我和孩子的熟睡日记——4个月零3天

确立了哺乳时间。7点、11点、15点、18点半、深夜。很有成就感。

5个月

孩子俯身玩耍得越来越好。从俯身的角度观察各个方向的东西，用双手玩得越来越灵活。有些孩子在仰卧的状态下，可以驱使双腿抬高至头的方向。有一部分孩子在有支撑的情况下可以保持坐姿了。请支持孩子想要做的任何活动吧。

我和孩子的熟睡日记——5个月零3周

在婴儿床上哄孩子入睡越来越轻松了。感觉孩子有点困倦时，就将孩子放在床上，午前睡、午睡、午后睡、晚间所有时段，只要轻轻触碰孩子的脸颊他就可以很快睡着。很轻松。

6个月

这是短期记忆开始发达的时期。能感知词语与词语之间的差异和声音的差异，通过反复体验可以形成记忆。逐渐开始能独立保持坐姿。坐起来后视野变高，所以手能触及的范围向上扩大，因此感兴趣的东西增多，刺激也增加。为了培养孩子的五感，可以让他触摸手感不同的东西，听各种各样的声音。

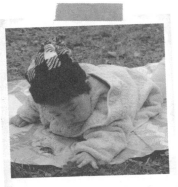

我和孩子的熟睡日记——6个月

逐渐增加辅食。

婴儿吸管杯也开始使用（因为我们不接受任何婴儿奶瓶）。因为体重没有明显的增加，所以决定加奶粉。

我和孩子的熟睡日记——6个月零4周

开始添加辅食第25天。可以好好吃辅食了，所以开始每天添加2次辅食。

7个月

由于学会坐着或爬行等动作，视野发生改变，活动量也明显增加。可以将手里的东西换到另一只手。可以区分父母和其他人，所以越来越认生。只要孩子能扶东西站起来，婴儿床的床板便要调到最低。

我和孩子的熟睡日记——7个月左右

白天增加奶粉的量，不喂母乳。夜间给孩子喝完水再让他睡觉。想办法不让孩子养成"哺乳=睡觉"的生活节奏。

晚上，不需要哄睡觉，1个人成功入睡！

洗完澡后换成睡衣，一边拥抱一边对孩子说："宝宝，妈妈爱你，你自己一个人也能睡到天亮哦，晚安。"然后在我离开房间后孩子就睡觉了。中途也会有睡醒哭泣的时候，但是自己不知不觉又睡着了。

8个月

虽然都说8个月左右开始夜啼次数增多，但是不用过度担心，按部就班完成每一件事就可以了。开始爬行后，也许会一直跟在妈妈的后面。活动量增加后体温调节也越来越有规律，所以睡眠质量也会提高。尽量不要用围栏限制孩子的活动范围。

我和孩子的熟睡日记——8个月

中午和早晨都不需要哄孩子睡觉，只要一句"我们午睡吧"，孩子就会去睡觉。

19点半～7点之间都不需要哄孩子，也没有夜啼。通过每天添加3次辅食，更能巩固区分昼夜的能力！

9个月

很多孩子可以扶着东西站起来了，他们会频繁触碰桌子上的东西。也会发现用双手玩积木等玩具还有可能敲出声音。活动手指的游戏可适当增加，促进大脑功能发育。请妈妈辅助孩子玩游戏。这个时期牙齿也开始生长，因为不舒服，所以会把各种各样的东西放入口中或开始咬东西。有时也会观察妈妈的表情。

我和孩子的熟睡日记——9个月

与8个月左右相同，不需要哄孩子睡觉，也没有夜啼。

10个月

可以用手指指向东西表达需求，有时也会看一眼父母确认他们的反应，所以及时回应他吧。从这个时期开始变得更淘气。除了危险的事情外，请用宽容的心态看护孩子吧。即使能扶着东西站起来行

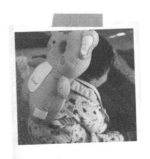

走，也可以让他继续爬行。据说出生后10个月左右的孩子，能理解平均70~80个词语，所以尽量多跟孩子说话吧。

我和孩子的熟睡日记——10个月

与8个月左右相同，不需要哄孩子睡觉，也没有夜啼。

11个月

可以独自站立，说一些有意义的话，可以做再见的手势等。行动范围扩大。可以用拇指和食指捏住细小的东西移动。手指尖周围有很多神经通过，可以给孩子按摩手指和面部，或者跟孩子一起玩抓捏小东西的游戏（注意不要让孩子误食）。

我和孩子的熟睡日记——11个月

与8个月左右相同，不需要哄孩子睡觉，也没有夜啼。

1岁

孩子的语言表达增加，活动范围扩大，爱笑、爱吃、爱动，所以睡眠质量也变得更好。具有逻辑思考功能的前头叶发达后，记忆力也会提高。为了让孩子记住各种各样的事情，增加理解能力，在避免危险的前提下，孩子想做什么就让他做什么吧。保证充足的睡眠，培养孩子的学习能力，提高体能和感受性。

我和孩子的熟睡日记——1岁

现在是1岁零3个月。与8个月左右相同，不需要哄孩子睡觉，也没有夜啼。

我的熟睡日记也结束了！

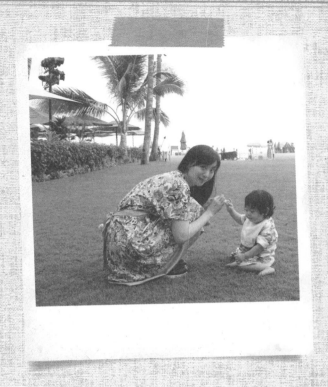

生孩子后幸福满满的另一面，

就是婴儿不能按照你希望的那样好好睡觉。

妈妈也在有限的时间内睡不好，处于睡眠不足状态。

正因为如此，在本书中学到的东西，

请不要只记在大脑里，一定要付诸行动。

不要想着全部都要完成，首先一个一个地开始，

不论你从婴儿的对策还是妈妈的对策开始都没关系。

如果发生了改变，那么所有的齿轮都会向好的方向转动。

参考文献●

Yuta KAMBAYASHI, Hiroshi HAGIWARA ,An Approach on Estimation of Sleep Cycle Using Occurrence Rate of Body Movements ,生体医工学50(1):99–104,2012

Higuchi ,S.,Nagafuchi,Y.,Lee,S.,Harada,T.Influence of light at night on melatonin suppression in children.J Clin Endocrinol Metab,2014,99,3298–3302.）

久野　寧；汗の話,p.67–68,1963光年館

Kenji Obayashi, Keigo Saeki, Norio Kurumatani et al. Exposure to Light at Night, Nocturnal Urinary Melatonin Excretion, and Obesity/Dyslipidemia in the Elderly: A Cross–sectional Analysis of the HEIJO–KYO Study. J Clin Endocrinol Metab 2012, Epub ahead of print as doi:10.1210/jc.2012-2874

Wailoo, M.P., S.A. Petersen & H. Whittaker . Disturbed nights and 3 – 4 month old infants: the effects of feeding and thermal environment. Archives of Disease in Childhood, 65,499–501,1990

Glotzbach SF1, Edgar DM, Boeddiker M, Ariagno RL. Biological rhythmicity in normal infants during the first 3 months of life. Pediatrics. Oct;94(4 Pt 1):482–8.1994

松村京子,乳幼児・高齢者の体温調節,人間の生理と心理を学ぶ,p.11–16,1997

Kazuyo Tsuzuki–HayakawaYutaka TochiharaTadakatsu Ohnaka. Thermoregulation during heat exposure of young children compared to their mothers   January 1995, Volume 72, Issue 1 – 2, pp 12 – 17   1995

小川徳雄;新生理学大系第22巻「エネルギー代謝・体温調節の生理学」中山昭雄,入来正射編「蒸発性熱放散」,p.154–175,1994,医学書院

R.J.Merklin；Anat.Rec.,178,637–646,1974

Wailoo, M.P., S.A. Petersen & H. Whittaker . Disturbed nights and 3 – 4 month old infants: the effects of feeding and thermal environment. Archives of Disease in Childhood, 65,499–501,1990

内田伸子(2017『 発達の心理～ことばの獲得と学び 』サイエンス社 ）

M. Hatori, C. Vollmers, A. Zarrinpar, L. DiTacchio, E. A. Bushong, S. Gill, M. Leblanc, A. Chaix, M. Joens, J. A. Fitzpatrick et al. : Cell Metab., 15, 848 (2012).

Saito M, et al. Experientia. 1981;37(7):754–755.

Ohta H, Xu S, Moriya T, Iigo M, Watanabe T, et al. (2008) Maternal Feeding Controls Fetal Biological Clock. PLOS ONE 3(7): e2601.

Robinson & Fielder(1999) Archives of Disease in Childhood 65:35–38

Natalia Mendez, Lorena Abarzua–Catalan, Nelson Vilches, Hugo A. Galdames, Carlos Spichiger, Hans G. Richter, Guillermo J. Valenzuela, Maria Seron–Ferre, Claudia Torres–Farfan, Timed Maternal Melatonin Treatment Reverses Circadian Disruption of the Fetal Adrenal Clock Imposed by Exposure to Constant Light, Published: August 13, 2012

2002年のヒトの胎児の研究。(Thomas et al.(2002)Journal of Pineal Research 33 :218–224．）

Seron–Ferre et al.,2011

M.J.Edowards;Terat.Caecin.Mutag., Hyperthermia as a teratogen: A review of experimental studies and their clinical significance 6,563–582(1986)

● 出版者注：参考文献尊重原文。

原文书名:赤ちゃんとママの熟睡スイッチ

原作者名:小林麻利子

AKACHANTO MAMANO JUKUSUI SWITCH by Mariko Kobayashi

Copyright © Mariko Kobayashi/ G. B. company 2019

All rights reserved.

Original Japanese edition published by G. B. company

著作权合同登记号:图字:01－2021－6051

图书在版编目（CIP）数据

打开宝宝睡眠开关／（日）小林麻利子著；柴晶美译. --北京：中国纺织出版社有限公司，2022.2

ISBN 978－7－5180－8932－1

Ⅰ.①打… Ⅱ.①小… ②柴… Ⅲ.①婴幼儿—睡眠—基本知识 Ⅳ.①R174

中国版本图书馆 CIP 数据核字(2021)第 194258 号

责任编辑：韩　婧　责任校对：寇晨晨　责任印制：王艳丽

中国纺织出版社有限公司出版发行

地址：北京市朝阳区百子湾东里 A407 号楼　邮政编码：100124

销售电话：010—67004422　传真：010—87155801

http://www.c-textilep.com

中国纺织出版社天猫旗舰店

官方微博 http://weibo.com/2119887771

天津千鹤文化传播有限公司印刷　各地新华书店经销

2022 年 2 月第 1 版第 1 次印刷

开本：880×1230　1/32　印张：5

字数：80 千字　定价：49.80 元

凡购本书，如有缺页、倒页、脱页，由本社图书营销中心调换